Weiterbildung Notfallmedizin

R. Kollmar

G. Matthes

G. Rücker

R. Somasundaram

U. Zeymer

Weiterbildung Notfallmedizin

CME-Beiträge aus: Notfall + Rettungsmedizin

2015

Mit 42 größtenteils farbigen Abbildungen und 26 Tabellen

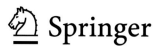
Springer

Prof. Dr. Rainer Kollmar
Klinikum Darmstadt
Klinik für Neurologie
Darmstadt, Deutschland

Prof. Dr. Gerrit Matthes
Unfallkrankenhaus Berlin
Klinik Unfallchirurgie Orthopädie
Berlin, Deutschland

Dr. Gernot Rücker
Universitätsmedizin Rostock
Klinik & Poliklinik für Anästhesiologie
Rostock, Deutschland

Prof. Dr. R. Somasundaram
Interdisziplinäre Rettungsstelle und Aufnahmestation
Charité – Universitätsmedizin Berlin
Campus Benjamin Franklin
Berlin, Deutschland

Prof. Dr. U. Zeymer
Medizinische Klinik B
Klinikum Ludwigshafen
Ludwigshafen, Deutschland

ISBN 978-3-662-49553-7   ISBN 978-3-662-49554-4 (eBook)
DOI 10.1007/978-3-662-49554-4

Auszug aus: Notfall + Rettungsmedizin, Springer-Verlag 2015

Die Deutsche Nationalbibliothek verzeichnet diese Publikation in der Deutschen Nationalbibliografie;
detaillierte bibliografische Daten sind im Internet über http://dnb.d-nb.de abrufbar.

Springer
© Springer-Verlag Berlin Heidelberg 2016

Umschlaggestaltung: deblik Berlin

Gedruckt auf säurefreiem und chlorfrei gebleichtem Papier

Springer ist Teil von Springer Nature
Die eingetragene Gesellschaft ist Springer-Verlag GmbH Berlin Heidelberg

Inhaltsverzeichnis

Korrespondierende Autoren

Dr. A. Hecker
Klinik für Allgemein-, Viszeral-, Thorax-,
Transplantations- und Kinderchirurgie
Universitätsklinikum Gießen/Marburg
Rudolf-Buchheimstr. 7
35392 Gießen

Dr. T. Kleemann
Medizinische Klinik B
Klinikum Ludwigshafen
Bremserstr. 79
67063 Ludwigshafen

Dr. B. A. Leidel
Interdisziplinäre Rettungsstelle
Campus Benjamin Franklin
Charité - Universitätsmedizin Berlin
Hindenburgdamm 30
12200 Berlin

Dr. M. Pook
BDH-Klinik Elzach
Fachklinik für neurologische Rehabilitation
Am Tannwald 1–3
79215 Elzach

Dr. F. Sander
Zentrum für Schwerbrandverletzte
mit Plastischer Chirurgie
Unfallkrankenhaus Berlin
Warenerstr. 7
12683Berlin

Dr. S. Schulz-Drost
Klinik für Unfallchirurgie und Orthopädie
Unfallkrankenhaus Berlin
Warenerstr. 7
12683 Berlin

M. T. Zacher
Klinik und Poliklinik für Unfallchirurgie
Technische Universität München
Ismaningerstr. 22
81675 München

Notfall Rettungsmed 2015 · 18:53–70
DOI 10.1007/s10049-014-1974-0
© Springer-Verlag Berlin Heidelberg 2015

Redaktion
R. Kollmar, Darmstadt
G. Matthes, Berlin
G. Rücker, Rostock
S. Somasundaram, Berlin
U. Zeymer, Ludwigshafen

B.A. Leidel[1] · T. Lindner[2] · S. Wolf[3] · V. Bogner[4] · A. Steinbeck[5] · N. Börner[6] · C. Peiser[6] · H.J. Audebert[7] · P. Biberthaler[8] · K.-G. Kanz[8]

[1] Interdisziplinäre Rettungsstelle, Campus Benjamin Franklin, Charité – Universitätsmedizin Berlin
[2] Chirurgische Rettungsstelle, Campus Virchow Klinikum, Charité – Universitätsmedizin Berlin
[3] Klinik für Neurochirurgie, Charité – Universitätsmedizin Berlin
[4] Klinik für Allgemeine, Unfall-, Hand- und Plastische Chirurgie, Campus Innenstadt, Klinikum der Universität München
[5] Pädiatrische Intensivmedizin, Campus Großhadern, Klinikum der Universität München
[6] Klinik für Pädiatrie, Campus Virchow Klinikum, Charité – Universitätsmedizin Berlin
[7] Klinik und Hochschulambulanz für Neurologie, Campus Benjamin Franklin, Charité – Universitätsmedizin Berlin
[8] Klinik und Poliklinik für Unfallchirurgie, Klinikum rechts der Isar, Technische Universität München

Leichtes Schädel-Hirn-Trauma bei Kindern und Erwachsenen

Diagnostische Herausforderungen in der Notfallaufnahme

Zusammenfassung

Das leichte Schädel-Hirn-Trauma (SHT) ist eines der häufigsten Verletzungsbilder in Notfallaufnahmen und birgt besondere Herausforderungen. Einerseits sind relevante Verletzungsfolgen selten, andererseits gibt es Fälle, bei denen verzögert oder gar nicht erkannte Verletzungen fatale Konsequenzen nach sich ziehen. Das initial meist unauffällige klinische Erscheinungsbild korreliert häufig nicht mit dem Verletzungsausmaß. Säuglinge und kleine Kinder sind aufgrund ihrer noch fehlenden oder erst beginnenden kognitiven und sprachlichen Entwicklung oftmals schwierig einzuschätzen, besonders für im Umgang mit dieser Altersgruppe nichterfahrene Untersucher. Etablierte Checklisten für klinische Risikofaktoren einer intrakraniellen Verletzung bei Kindern und Erwachsenen ermöglichen allerdings die differenzierte und rationale Indikationsstellung zur Computertomographie des Schädels. Relevante Verletzungsfolgen können so sicher erkannt und zugleich eine unnötige Strahlenbelastung vermieden werden.

Schlüsselwörter

Gehirnverletzungen · Diagnostische bildgebende Untersuchung · Glasgow Coma Scale · Strahlendosis

Dieser Beitrag erschien ursprünglich in der Zeitschrift Der Unfallchirurg 2015, 118:53–70.
doi 10.1007/s00113-014-2704-2. Die Teilnahme an der zertifizierten Fortbildung ist nur einmal möglich.

Lernziele

Nach der Lektüre dieses Beitrags ...
- kennen Sie die Definition und Bedeutung des leichten Schädel-Hirn-Traumas (SHT).
- können Sie die Bedeutung und die Grenzen der Glasgow Coma Scale (GCS) einschätzen.
- können Sie sinnvolle, altersabhängige diagnostische Vorgehensweisen bei leichtem SHT unter Berücksichtigung etablierter Risikofaktoren beschreiben.
- sind Sie mit diagnostischen Besonderheiten des leichten SHT bei Säuglingen und Kindern vertraut.
- sind Sie in der Lage, typische initiale Fehleinschätzungen zu vermeiden und die vorhandenen limitierten Ressourcen sinnvoll einzusetzen.

Hintergrund

Das Schädel-Hirn-Trauma (SHT) stellt die **häufigste unfallbedingte Todesursache** der unter 45-Jährigen dar. In Deutschland werden jährlich ca. 270.000 Patienten mit SHT dokumentiert, von denen 70.000 das 16. Lebensjahr noch nicht vollendet haben. Insgesamt besteht allerdings bei 9 von 10 SHT nur eine leichte Verletzungsform [1]. Bis zu 15% der Patienten mit leichtem SHT und einem Summen-Score der Glasgow Coma Scale (GCS) von 15 Punkten bei der initialen Untersuchung weisen eine zerebrale Läsion in der nativen kraniellen Computertomographie (CCT) auf [2]. Von diesen erfordert zwar nur knapp jeder 10. Patient eine neurochirurgische Intervention, aber 5–15% aller Patienten mit leichtem SHT geben noch ein Jahr nach dem Unfall Beschwerden an [1, 2]. Etwa

> Bis zu 15% der Patienten mit leichtem SHT und einer GCS von 15 Punkten weisen eine zerebrale Läsion in der nativen CCT auf

Mild head injury in children and adults.
Diagnostic challenges in the emergency department

Abstract
Mild head injuries are one of the most frequent reasons for attending emergency departments and are particularly challenging in different ways. While clinically important injuries are infrequent, delayed or missed injuries may lead to fatal consequences. The initial mostly inconspicuous appearance may not reflect the degree of intracranial injury and computed tomography (CT) is necessary to rule out covert injuries. Furthermore, infants and young children with a lack of or rudimentary cognitive and language development are challenging, especially for those examiners not familiar with pediatric care. Established check lists of clinical risk factors for children and adults regarding traumatic brain injuries allow specific and rational decision-making for cranial CT imaging. Clinically important intracranial injuries can be reliably detected and unnecessary radiation exposure avoided at the same time.

Keywords
Brain injuries · Diagnostic imaging · Glasgow coma scale · Radiation dosage

200.000 Patienten mit leichtem SHT werden in Deutschland jährlich stationär aufgenommen. Die Prognose nach SHT ist u. a. von der frühzeitigen, primären Diagnosestellung und adäquaten Behandlung abhängig. Ökonomisch betrachtet summieren sich die geschätzten gesellschaftlichen Gesamtkosten aus direkten und indirekten Kosten bei Patienten mit SHT in Deutschland auf jährlich ca. 2,8 Mrd. € [3].

Ein leichtes SHT kann sowohl durch direkte Gewalteinwirkung infolge eines Schlags oder Anpralls als auch durch indirekte Gewalt infolge von Akzeleration/Dezeleration im Rahmen einer rasanten Beschleunigung mit Richtungsänderung hervorgerufen werden. Äußere Verletzungsfolgen am Kopf müssen dabei nicht zwangsläufig auftreten. Insbesondere wird ein SHT in 25–30% der Misshandlungsfälle von Kindern in den ersten 3 Lebensjahren beobachtet [4, 5].

Im klinischen Alltag stellt das leichte SHT eine relevante Herausforderung dar, weil das initiale Erscheinungsbild des Patienten oft nicht mit dem Ausmaß der intrakraniellen Verletzungsfolgen korreliert [2, 5, 6]. Unauffällig erscheinende Patienten können maßgebliche intrakranielle Verletzungsfolgen aufweisen oder in der Folge entwickeln. Zu spät oder gar nicht erkannte Verletzungsfolgen können fatale Konsequenzen nach sich ziehen. Die initiale klinische Beurteilung von Patienten mit leichtem SHT ist zudem häufig durch eine **begleitende Intoxikation** erschwert, deren Folgen sich nicht per se von denen einer intrakraniellen Läsion unterscheiden lassen oder in Kombination auftreten können. Auch eine Sprachbarriere oder neurologische Grunderkrankung wie beispielsweise eine Demenz kann die klinische Untersuchung maßgeblich erschweren. Säuglinge und Kleinkinder sind auch aufgrund ihrer noch fehlenden oder erst beginnenden kognitiven und sprachlichen Entwicklung oftmals schwierig einzuschätzen, insbesondere für im Umgang mit Säuglingen und Kleinkindern nichterfahrene Untersucher.

Ein geeignetes diagnostisches Konzept zum **standardisierten Vorgehen** bei Patienten mit Verdacht auf leichtes SHT kann sowohl das Risiko dauerhafter Gesundheitsschäden durch nicht oder zu spät erkannte Verletzungsfolgen senken als auch die Inanspruchnahme personeller und apparativer Ressourcen wie CCT oder stationäre Behandlung zur neurologischen Überwachung reduzieren. Für Patienten bedeutet dies eine Steigerung der Behandlungsqualität, eine Reduzierung der Strahlenbelastung durch bildgebende Verfahren und eine Verkürzung der Behandlungszeit. Für Behandelnde kann das Risiko, relevante Verletzungen nicht oder nur verspätet zu erkennen, gesenkt werden und evtl. spätere Vorwürfe eines Behandlungsfehlers vermeiden helfen. Für die Gesundheits- und Sozialversicherungssysteme können durch den rationalen Einsatz der Ressourcen primäre Kosten gesenkt und sekundäre Aufwendungen für Folgen verspätet oder nichterkannter Verletzungen reduziert werden [6, 7, 8].

> Ein SHT wird in 25–30% der Misshandlungsfälle von Kindern in den ersten 3 Lebensjahren beobachtet

Definition

International existiert keine einheitliche Definition des leichten SHT. In der wissenschaftlichen Literatur werden im Zusammenhang mit dem leichten SHT verschiedene Begriffe verwendet, meist „concussion", „mild traumatic brain injury (TBI)", „minor TBI", „minimal TBI", „grade I TBI", „class I TBI" and „low-risk TBI". Sogar die Begriffe „head" und „brain" werden abwechselnd und austauschend verwendet, obwohl Kopfverletzung und Hirnverletzungen (SHT) 2 voneinander eigenständige Krankheitsbilder darstellen. Dabei unterscheidet die Hirnfunktionsstörung das SHT von der reinen Kopfverletzung ohne entsprechende Störung. Das SHT kann, muss aber nicht, mit äußerlich erkennbaren Verletzungsfolgen am Kopf einhergehen. Das leichte SHT beschreibt Verletzungsfolgen des Gehirns und nicht des Kopfes. **Funktionelle Störungen** des Gehirns können unterschiedlicher Art und Ausprägung sein und von einer initialen milden Benommenheit, Desorientierung oder Verwirrtheit bis zur kurzzeitigen kompletten Bewusstlosigkeit reichen. In der wissenschaftlichen Literatur werden als funktionelle Störungen im Rahmen eines leichten SHT meist die sehr ähnlichen Kriterien des American Congress of Rehabilitation Medicine sowie der US-amerikanischen Gesundheitsbehörde Centers for Disease Control and Prevention (CDC; ◘ Tab. 1, [9, 10]) zitiert.

Rein funktionelle Störungen des Gehirns im Rahmen eines SHT ohne bildgebend darstellbares morphologisch-strukturelles Korrelat wie die Gehirnerschütterung zählen ebenso zum leichten SHT wie intrakraniell nachweisbare Läsionen. Ein unauffälliges CCT schließt ein SHT nicht aus. Bereits Benommenheit, Desorientierung oder Verwirrtheit definiert im Zusammenhang mit einem auslösenden Ereignis das SHT. Die Definition des leichten SHT ist daher von außerordentlicher Bedeutung für das weitere diagnostische und therapeutische Vorgehen. Zugleich ist sie oft verwir-

> Die Hirnfunktionsstörung unterscheidet das SHT von der reinen Kopfverletzung

> Ein unauffälliges CCT schließt ein SHT nicht aus

rend, da sie nicht konsentiert und international nicht einheitlich verwendet wird. Bezüglich der **Schweregradeinteilung** definieren die meisten Autoren aus historischen Gründen das leichte SHT funktionell über die GCS mit einem Summen-Score von 13 bis 15 Punkten.

Die historische Definition des SHT über einen kompletten Bewusstseinsverlusts wurde mittlerweile größtenteils verlassen, da einerseits viele Patienten auch ohne Bewusstlosigkeit relevante intrakranielle Läsionen aufweisen können und sich andererseits bei vielen Patienten mit Bewusstlosigkeit keine intrakraniellen Verletzungsfolgen nachweisen lassen [6, 11]. Intrakranielle Verletzungsfolgen ohne Bewusstlosigkeit treten insbesondere auch bei **Blutgerinnungsstörungen** auf, z. B. durch die Einnahme von direkten und indirekten oralen Antikoagulanzien oder Thrombozytenaggregationshemmern [6, 12, 13, 14]. Zudem lässt sich ein initialer, vorübergehender Bewusstseinsverlust oder eine daraus folgende Amnesie im praktischen Alltag in vielen Fällen nicht sicher erheben oder ausschließen. Dies gilt insbesondere dann, wenn fremdanamnestische Angaben nicht verfügbar sind, sich der betroffene Patient an eine Bewusstlosigkeit nicht erinnert oder z. B. infolge einer fortdauernden Bewusstseinsstörung, Intoxikation, Demenz oder Sprachbarriere nicht sicher beurteilt werden kann. Auch Säuglinge und Kleinkinder sind hinsichtlich eines Bewusstseinsverlusts oder einer Amnesie nicht verlässlich beurteilbar.

Tab. 1 Definition des leichten Schädel-Hirn-Traumas. (Nach [9, 10])
– Jeder Bewusstseinsverlust bis zu 30 min mit einem folgenden GCS-Score von 13 bis 15 Punkten
– Jede Amnesie bis 24-h-Dauer im Zusammenhang mit einem Unfall oder einer Verletzung
– Jede Bewusstseinsveränderung zum Unfallzeitpunkt, z. B. Benommenheitsgefühl, Desorientierung oder Verwirrtheit
– Beobachtete Zeichen anderer neurologischer oder neuropsychologischer Störungen im Zusammenhang mit einem Unfall oder einer Verletzung
GCS Glasgow Coma Scale.

Patienten können auch ohne Bewusstlosigkeit relevante intrakranielle Läsionen aufweisen

Glasgow Coma Scale

Die Glasgow Coma Scale (GCS; ◘ **Tab. 2**) wurde ursprünglich 1974 von den Neurochirurgen Teasdale und Jennett lange vor der ubiquitären Verbreitung der CT zur standardisierten, verlässlicheren klinischen Einschätzung durch unterschiedliche Beobachter komatöser Erwachsener entwickelt. Heute zählt die GCS zu den weltweit am weitesten verbreiteten klinischen Scores. Ursprünglich bildete sie zur besseren prognostischen Einschätzung die Tiefe sowie Dauer von Bewusstseinsstörungen und Koma bei zerebralen Läsionen unterschiedlichster Kausalitäten ab. Hierzu zählten nicht nur Verletzungen, sondern beispielsweise auch Gefäßerkrankungen, Sepsis und metabolische Störungen. Die GCS sollte niemals eine detaillierte neurologische Untersuchung ersetzen. Vielmehr sollte die GCS die **regelmäßige Evaluierung** der betreffenden Patienten durch Ärzte und Pflegepersonal standardisieren, die meist weniger erfahrenen sind und im Tagesverlauf regelmäßig wechseln. Die GCS wurde nicht zur Diagnosestellung von leichten oder gar mittelschweren SHT vorgesehen, sondern war ein Hilfsmittel zur **klinischen Verlaufsbeurteilung** in einer Zeit ohne CCT [15]. Die Reliabilität und Validität der GCS bezüglich ihres prognostischen Werts nach SHT wird seit vielen Jahren kontrovers diskutiert. Als Störvariable gelten die geringe Übereinstimmung zwischen unterschiedlichen Anwendern, fehlerhafte Einschätzung durch unerfahrene Anwender, Einfluss von Begleitverletzungen/-erkrankungen und ungenaue Bedeutung des Summen-Score gegenüber den 3 Einzelkomponenten der GCS [16, 17, 18, 19]. Da sich der GCS-Summen-Score aus 120 Kombinationen der Einzelkomponenten „Augen öffnen", „verbale Reaktion" und „motorische Reaktion" zusammensetzt, sollten daher stets neben dem Summen-Score auch die Einzelkomponenten dokumentiert werden, z. B. GCS 13 (A3V4M6) Punkte. Auch Teasdale und Jennett selbst stellten den Summen-Score der von ihnen entwickelten GCS infrage und schrieben in einem Leserbrief 1983, dass die Aussagekraft des Summen-Score geringer sei als die der Einzelkomponenten. Daher würden in Glasgow auch stets die Einzelkomponenten erfasst (◘ **Tab. 2**).

Bei der Bewertung der GCS-Einzelkomponenten sind die originalen Definitionen zu beachten, um Fehleinschätzungen zu vermeiden. So gilt der Patient in der verbalen Komponente nur dann als orientiert, wenn er zu allen 4 Qualitäten (Person, Ort, Situation und Zeit) korrekt antwortet. Bezüglich der zeitlichen Orientierung reicht die Nennung von Jahr, Jahreszeit und Monat aus [15]. Ist der Patient zu einer der 4 Qualitäten nicht orientiert, gilt er definitionsgemäß als desorientiert und erhält nur 4 von insgesamt 5 möglichen Punkten in der verbalen Komponente (V4). Demgegenüber wird

Die GCS sollte niemals eine detaillierte neurologische Untersuchung ersetzen

Neben dem Summen-Score sollten die Einzelkomponenten dokumentiert werden

Nur nach korrekter Antwort zu allen 4 Qualitäten der verbalen Komponente gilt der Patient als orientiert

Tab. 2 Glasgow Coma Scale für Erwachsene. (Nach [15])

Augen öffnen (A)	
4	Spontan
3	Auf Ansprache
2	Auf Schmerzreiz
1	Kein Öffnen
Verbale Reaktion (V)	
5	Orientiert
4	Verwirrt
3	Einzelne Worte
2	Unverständliche Laute
1	Keine Reaktion
Motorische Reaktion (M)	
6	Auf Aufforderung
5	Gezielt auf Schmerz
4	Ungezielte Abwehr
3	Beugesynergismus
2	Strecksynergismus
1	Keine Reaktion
15 Punkte maximaler Summenscore	

Insbesondere bei bewusstseinsgestörten Patienten mit abgeschlossener Sprachentwicklung kommt der motorischen Komponente die größte Bedeutung zu.

in der motorischen Komponente stets die beste Reaktion gewertet. Bewegt der Patient beispielsweise aufgrund einer Hemi- und/oder Paraparese lediglich die rechte obere Extremität auf Aufforderung, entspricht dies in der Komponente Motorik formell der vollen Punktzahl von 6 (M6). Daher sollten fokal-neurologische Defizite immer zusätzlich überprüft und beim weiteren Vorgehen berücksichtigt sowie dokumentiert werden, um beispielsweise keine Paraparese im Rahmen einer spinalen Verletzung oder eine Hemiparese im Rahmen eines akuten Schlaganfalls zu übersehen. Die Unterscheidung zwischen ungezielter Abwehr (M4) und Beugesynergismus (M3) ist laut Erstbeschreiber zwar oftmals schwierig, da beide als Beugung imponieren, bezüglich der Gesamteinschätzung aber meist nachrangig. Die ungezielte Abwehr unterscheidet sich vom Beugesynergismus durch die Bewegung in der Schulter. Während bei der ungezielten Abwehr (M4) eine Abduktion der Schulter imponiert, wird beim Beugesynergismus (M3) die Schulter adduziert. In beiden Fällen werden die oberen Extremitäten gebeugt und die unteren Extremitäten üblicherweise gestreckt mit Innenrotation der Füße. Beim Strecksynergismus (M2) werden die Schultern für gewöhnlich adduziert, innenrotiert und die oberen Extremitäten gestreckt mit Pronation der Unterarme.

> **Fokal-neurologische Defizite immer zusätzlich prüfen**

> **Die ungezielte Abwehr unterscheidet sich vom Beugesynergismus durch die Bewegung in der Schulter**

Bei Erwachsenen und Kindern mit SHT korreliert die rein motorische Komponente der GCS sehr gut mit ihrem Summen-Score und übertrifft diesen sogar teilweise hinsichtlich Verletzungsschwere, Morbidität und Letalität [16, 20, 21, 22]. Die rein motorische Komponente wird allerdings unzuverlässig, wenn sie beispielsweise pharmakologisch, durch eine spinale Verletzung oder schlicht aufgrund mangelnder Compliance beeinträchtigt ist. Dennoch kann zur rascheren Ersteinschätzung die rein motorische Komponente der GCS hilfreich sein, wenn beispielsweise in überfüllten Notfallaufnahmen oder beim Massenanfall von Verletzten (MANV) die Zahl der zu evaluierenden Verletzten die vorhandenen Ressourcen überschreitet. Die rein motorische Komponente der GCS ist insbesondere bei Säuglingen und kleinen Kindern einfacher zu erheben. Die rein verbale Komponente korreliert teilweise besser mit im CCT nachweisbaren intrakraniellen Verletzungsfolgen, unabhängig von ihrer klinischen Bedeutung [22, 23].

> **Die motorische Komponente korreliert sehr gut mit dem Summen-Score der GCS**

In Abhängigkeit von Patientenalter, angeborenen Lernschwächen oder chronisch-neurologischen Erkrankungen (z. B. Demenz) kann die GCS bereits vor einem Unfallereignis reduziert imponieren und sollte entsprechend berücksichtigt werden. Die Anwendung der GCS bei Säuglingen und Kleinkindern weist v. a. aufgrund der fehlenden oder noch nicht abgeschlossenen kognitiven und sprachlichen Entwicklung Schwächen auf; international wird daher eine an das Alter angepasste GCS favorisiert (**Tab. 3**; [23, 24, 25, 26]).

Anamnese

Unabhängig vom Alter des Verletzten sollte eine Anamnese erhoben werden, da sie sowohl Hinweise als auch Risikofaktoren für eine intrakranielle Läsion aufdecken kann. Angaben über den genauen **Unfallmechanismus** (z. B. Sturzhöhe, Kraftfahrzeugbeteiligung) können Rückschlüsse auf die Gewalteinwirkung, die Verletzungslokalisation und das mögliche Verletzungsausmaß zulassen. Fremdanamnestische Angaben durch Befragung von Unfallbeteiligten oder Eltern der betroffenen Kinder können wichtige Hinweise liefern. Bei Kindern kann dies beispielsweise eine beobachtete Wesensveränderung, Spielunlust oder Inappetenz sein. Unabhängig vom Alter muss der Hinweis auf eine **zunehmende Bewusstseinsstörung** zunächst als Ausdruck einer progredienten intrakraniellen Verletzung gewertet werden. Ferner sollten folgende Faktoren erhoben werden:

> **Fremdanamnestische Angaben können wichtige Hinweise liefern**

- relevante Vorerkrankungen (z. B. Demenz, Schlaganfall),

Tab. 3 Glasgow Coma Scale für Säuglinge und Kinder. (Nach [15, 23])

	Säugling, Kleinkind	Kind, Schulkind
Augen öffnen (A)		
4	Spontan	
3	Auf Ansprache	
2	Auf Schmerzreiz	
1	Kein Öffnen	
Verbale Reaktion (V)		
5	Gurrt und brabbelt	Orientiert, angemessen
4	Reizbar, schreit	Verwirrt
3	Schreit auf Schmerzreiz	Einzelne Worte
2	Stöhnt auf Schmerzreiz	Unverständliche Laute
1	Keine Reaktion	
Motorische Reaktion (M)		
6	Normale Spontanbewegungen	Auf Aufforderung
5	Abwehr auf Berührung	Gezielt auf Schmerzreiz
4	Ungezielte Abwehr auf Schmerzreiz	
3	Beugesynergismus	
2	Strecksynergismus	
1	Keine Reaktion	
15 Punkte maximaler Summenscore		

Die rein motorische Komponente (M) der GCS korreliert sehr gut mit ihrem Summen-Score und übertrifft diesen sogar teilweise hinsichtlich der prädiktiven Einschätzung von Verletzungsschwere, Morbidität und Letalität [16, 20, 21, 22].

— Voroperationen (z. B. neurochirurgische Eingriffe) und

— regelmäßige Medikamenteneinnahmen (z. B. die Blutgerinnung beeinflussende Medikamente).

Eventuell vorhandene Dokumente aus medizinischen oder pflegerischen Einrichtungen können hierbei maßgebliche Informationen enthalten.

Besonders bei älteren Patienten sollten stets auch Erkrankungen, die primär zu Bewusstseinsstörungen und sekundär zu einem SHT führen können, berück-

Tab. 4 Pupillenbefund

Rechts	Pupillengröße	Links
○	Eng	○
○	Mittel	○
○	Weit	○
Rechts	**Pupillenreaktion**	**Links**
○	Prompt	○
○	Träge	○
○	Keine	○

sichtigt werden. Hierzu zählen neben endokrinologischen und metabolischen Ursachen, Infektionskrankheiten, Hypoxie, Liquorzirkulationsstörungen, auch kardiovaskuläre (z. B. Synkope, Myokardinfarkt, Lungenembolie) und zerebrovaskuläre Erkrankungen (z. B. Schlaganfall, Subarachnoidalblutung), Intoxikationen oder multifaktoriell bedingte Sturzneigungen. Dabei kann die primäre Erkrankung den Patienten akut stärker gefährden als das sekundäre leichte SHT. Nach einem **synkopalen Sturz** können beispielsweise mithilfe einer kontinuierlichen Monitorüberwachung maligne Herzrhythmusstörungen frühzeitigen erkannt und behandelt werden. Der Ursache des Sturzes kann eine wesentliche Bedeutung zukommen und sollte stets überprüft werden.

Körperliche Untersuchung

Im Rahmen der körperlichen Untersuchung ist neben neurologischen Defiziten prinzipiell auch auf evtl. vorliegende **Begleitverletzungen** zu achten. Bei der **neurologischen Untersuchung** sind obligatorisch zu erfassen und zu dokumentieren:

— Bewusstseinszustand (wach, getrübt, bewusstlos),
— Orientierung, Koordination und Sprachfunktion,
— motorische Funktionen der Extremitäten seitengetrennt an Armen und Beinen sowie
— Pupillenfunktion seitengetrennt (Größe und Reaktion; ◻ **Tab. 4**)

Insbesondere bei älteren Patienten sind sekundär zu einem SHT führende Erkrankungen zu berücksichtigen

Tab. 5 Fallstricke im diagnostischen Management des leichten Schädel-Hirn-Traumas

– Sekundär zerebrale Schäden durch nichtbehandelte Hypoglykämie, Hypoxie und arterieller Hypotonie

– Fehlende Bewusstlosigkeit wird als Ausschlusskriterium eines SHT interpretiert, obwohl auch ohne kompletten Bewusstseinsverlust oder Amnesie ein SHT vorliegen kann

– Vernachlässigung der GCS-Einzelkomponenten gegenüber des weniger aussagekräftigen Summen-Score

– Inkorrekt erhobene GCS mit Unterschätzung des Verletzungsrisikos: z. B. Augenöffnen auf äußere Stimulation (Geräusche, Lärm, Berührung) oder Ansprache wird als spontanes Augenöffnung gewertet; der nicht in allen 4 Qualitäten orientierte Verletzte wird als orientiert gewertet; ungezielte Abwehrbewegungen werden als gezielte, Beugesynergismus als ungezielte Abwehrbewegungen gewertet

– Risikofaktoren für eine intrakranielle Verletzungsfolge werden bei scheinbarer Bagatellverletzung nicht adäquat berücksichtigt

– Korrekte Indikation zur CCT (bei Kindern) wird aus Furcht vor Strahlenbelastung fälschlicherweise verworfen

– Primär am Unfallort sedierte Verletzte müssen ggf. einer CCT zugeführt werden, da eine Unterscheidung zwischen intrakranieller Läsion und medikamentöser Wirkung sonst unmöglich

– Klinisch-neurologische Überwachung kann eine klare Indikation zur CCT nicht ersetzen

– Globale Indikationsstellung für eine CCT führt zu vermeidbarer Strahlenbelastung des Patienten und unnötigem Ressourcenverbrauch

CCT kranielle Computertomographie, *GCS* Glasgow Coma Scale, *SHT* Schädel-Hirn-Trauma.

Tab. 6 Hypotonie bei Säuglingen und Kindern. (Adaptiert nach [24, 25, 26])

Alter	Systolischer Blutdruck
0 bis 1 Monat	<60 mmHg
1 bis 12 Monate	<70 mmHg
1 bis 10 Jahre	<70 (mmHg) +2-mal Alter (Jahre)
>10 Jahre	<90 mmHg

Die Kombination aus GCS und Pupillenbefund erlaubt gegenüber der isolierten GCS oder dem isolierten Pupillenbefund die genauere prognostische Einschätzung [22].

Alle erhobenen neurologischen Befunde sind mit Uhrzeit zu dokumentieren und liefern entscheidende Informationen für den weiteren Behandlungsablauf. Trotz der beschriebenen Schwächen hat sich die GCS basierend auf den ggf. vorliegenden Hirnfunktionsstörungen international zur Einschätzung der Verletzungsschwere etabliert. **Fokal-neurologische Defizite** sind immer zusätzlich zu überprüfen, zu dokumentieren und beim weiteren Vorgehen zu berücksichtigen. Zu den fokal-neurologischen Defiziten zählen beispielsweise Schwierigkeiten des Verstehens, Sprechens, Lesens oder Schreibens, eingeschränkte Sensorik oder Motorik, Verlust des Gleichgewichtssinns, Sehstörungen, anormale Reflexe oder Gangstörung [5]. Die Kontrolle des neurologischen Status sollte aufgrund der potenziellen Dynamik wiederholt und v. a. in der Frühphase engmaschig erfolgen. Der Behandlungsablauf muss entsprechend des klinischen Verlaufs angepasst werden. Bei ausbleibender Besserung neurologischer Defizite ist die ggf. notwendige (Kontroll-)CCT zügig, bei neurologischer Verschlechterung unmittelbar durchzuführen.

Insbesondere bei neurologischen Auffälligkeiten sollten folgende Parameter überprüft und dokumentiert werden:

■ Blutzuckerkonzentration,

■ Vitalparameter (Herz- bzw. Pulsfrequenz, Blutdruck, Atemfrequenz und periphere Sauerstoffsättigung) sowie

■ Körpertemperatur.

Die korrekte Erhebung des neurologischen Status setzt u. a. die Euglykämie, Normoxie, Normokapnie und Normotension voraus. Unabhängig vom diagnostischen Vorgehen müssen sekundäre zerebrale Schäden v. a. durch Hypoglykämie, Hypoxie oder arterieller Hypotonie auch schon in der initialen diagnostischen Phase unbedingt vermieden werden (◘ **Tab. 5**). Beim Erwachsenen mit schwerem SHT sollten die periphere Sauerstoffsättigung mindestens 90% und der systolische Blutdruck mindestens 90 mmHg betragen, um einen ausreichenden **zerebralen Perfusionsdruck** sicherzustellen [27]. Für Kinder mit schwerem SHT werden ebenfalls eine periphere Sauerstoffsättigung von mindestens 90% und altersentsprechende Blutdruckwerte empfohlen. Sofern hierzu altersabhängige Normalwertkurven nicht zur Hand sind, sollte der systolische Blutdruck im 1. Lebensmonat mindestens 60 mmHg, im weiteren 1. Lebensjahr mindestens 70 mmHg sowie ab dem 1. Lebensjahr entsprechend der Formel „mindestens 70 (mmHg) +2-mal Alter (Jahre)" betragen (◘ **Tab. 6**; [4, 24, 25, 26, 28]). Analoge Empfehlungen existieren für das leichte SHT nicht.

Die Kombination aus GCS und Pupillenbefund erlaubt die genauere prognostische Einschätzung als die jeweils einzelne Funktion

Die Kontrolle des neurologischen Status sollte v. a. in der Frühphase engmaschig erfolgen

Hypoxie und Hypotension müssen schon in der initialen diagnostischen Phase unbedingt vermieden werden

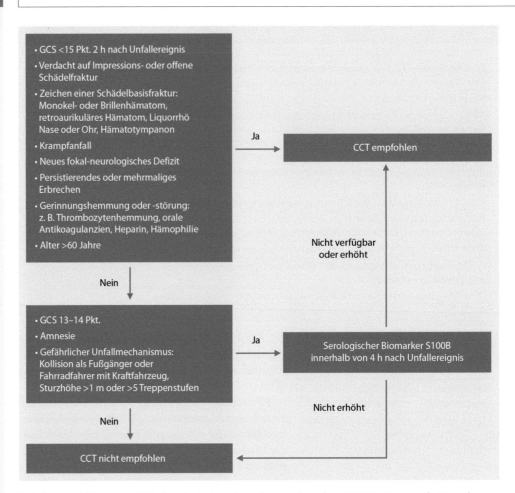

Abb. 1 ▲ Empfehlungen zur bildgebenden Untersuchung bzw. serologischen S100B-Bestimmung bei Erwachsenen mit leichtem Schädel-Hirn-Trauma, wenn mindestens einer der aufgeführten Risikofaktoren zutrifft. *CCT* kranielle Computertomographie, *GCS* Glasgow Coma Scale. (Modifiziert nach [5, 6, 30, 34])

Vorbemerkungen zum diagnostischen Vorgehen

In den verschiedenen internationalen und nationalen Leitlinien, klinischen Richtlinien und klinischen Entscheidungsregeln divergieren die Empfehlungen zum diagnostischen Vorgehen maßgeblich und sind für die Anwendung im klinischen Alltag oft nicht klar formuliert [14]. Prinzipiell gilt für alle diagnostischen Testverfahren der direkte Zusammenhang zwischen Sensitivität und Spezifität, wonach eine angestrebte hohe Sensitivität meist nur zulasten einer geringen Spezifität möglich ist. Der Anspruch des behandelnden Arztes, möglichst keine intrakranielle Verletzung zu übersehen, kann so einen entsprechend **hohen diagnostischen Aufwand** mithilfe der bildgebenden Untersuchung und aller damit verbundenen Konsequenzen für Patient, medizinische Einrichtung und Kostenträger bedeuten. Dabei sind intrakranielle Verletzungen zwischen neurochirurgisch-interventionspflichtigen, klinisch relevanten und allen morphologisch fassbaren zu unterscheiden. Für die wesentlich selteneren, neurochirurgisch-interventionspflichtigen Verletzungen kann die **diagnostische Schwelle** im Sinne einer restriktiveren Indikation zur bildgebenden Untersuchung höher gelegt werden [6]. Eine maßgebliche Größe bezüglich des diagnostischen Aufwands beim leichten SHT stellt somit der Anspruch des Behandelnden dar, welche Verletzungen erkannt werden sollen bzw. welche Verletzungsfolgen er ausschließen möchte (Zusatzmaterial online: *Appendix 2 und 3*).

Die angestrebte hohe diagnostische Sensitivität ist meist nur zulasten einer geringen diagnostischen Spezifität möglich

Risikofaktoren intrakranieller Verletzungen

Das Auftreten intrakranieller Verletzungsfolgen hängt maßgeblich von verschiedenen Risikofaktoren ab. Die hierzu aktuellste und umfassendste wissenschaftliche Untersuchung veröffentlichte Pandor et al. [6] in einem Health Technology Assessment auf mehr als 300 Seiten. Anhand einer evi-

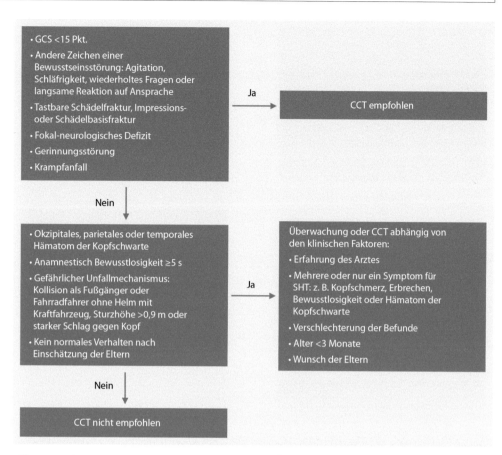

Abb. 2 ▲ Empfehlungen zur bildgebenden Untersuchung oder Überwachung bei Kindern jünger als 2 Jahre mit leichtem Schädel-Hirn-Trauma, wenn mindestens einer der aufgeführten Risikofaktoren zutrifft. *CCT* kranielle Computertomographie, *GCS* Glasgow Coma Scale. (Modifiziert nach [4, 6, 31])

denzbasierten systematischen Literaturrecherche und Metaanalyse nach Cochrane-Richtlinien untersuchten die Autoren insgesamt 8003 Veröffentlichungen, von denen 93 Volltexte mit 16.123 Patienten die Einschlusskriterien erfüllten. Insgesamt war die Qualität der vorliegenden Daten schwach. Für die in der Literatur beschriebenen Risiken einer intrakraniellen Läsion errechneten die Autoren u. a. deren „likelihood ratios". Likelihood ratios sind Wahrscheinlichkeitsverhältnisse und können im Gegensatz zu anderen Schätzmaßen direkt im klinischen Alltag angewendet werden. Die positive LR (LR+) und die negative LR (LR−) beschreiben die diskriminierenden Eigenschaften eines positiven resp. negativen Testergebnisses und geben an, um wie viel häufiger wahrscheinlich Testergebnisse bei Kranken bzw. Gesunden auftreten. Eine LR+ von 10 bedeutet, dass die Wahrscheinlichkeit eines positiven Testergebnisses bei einer erkrankten gegenüber einer gesunden Person 10-mal höher ist. Eine LR− von 0,1 bedeutet, dass die Wahrscheinlichkeit eines negativen Testergebnisses bei einer erkrankten gegenüber einer gesunden Person 10-mal niedriger ist. Likelihood ratios >5 bzw. <0,2 gelten als akzeptable und >10 bzw. <0,1 als exzellente diagnostische Testkriterien [29]. Bei Erwachsenen ließen sich die folgenden Risikofaktoren und Wahrscheinlichkeiten bezüglich intrakranieller Verletzungsfolgen nachweisen [6]:

- LR+ >10: Impressionsfraktur des Schädels, Schädelbasisfraktur, radiologisch nachgewiesene Schädelfraktur oder posttraumatischer Krampfanfall,
- LR+ 5–10: fokal-neurologisches Defizit, persistierendes Erbrechen, abnehmende GCS oder früherer neurochirurgischer Eingriff,
- LR+ 2–5: Sturz, Gerinnungsstörung, chronischer Alkoholkonsum, Alter >60 Jahre, Kollision als Fußgänger mit Kraftfahrzeug, jeder Krampfanfall, nicht näher definiertes Erbrechen, Amnesie, GCS <15 Punkte.

Die isolierten Kriterien Bewusstlosigkeit und Kopfschmerzen stellten bei Erwachsenen keine relevanten Risikofaktoren dar. Bezüglich der auf Risikofaktoren beruhenden klinischen Entscheidungsregeln

Likelihood ratios können direkt im klinischen Alltag angewendet werden

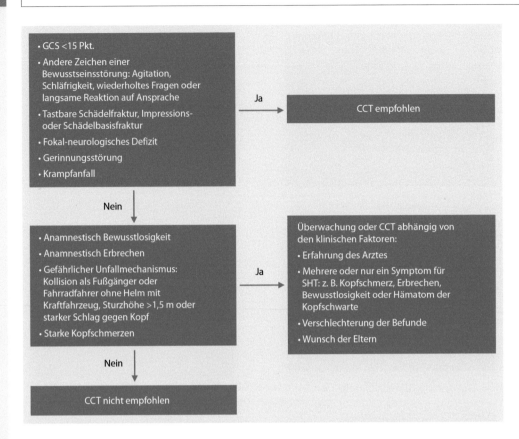

Abb. 3 ▲ Empfehlungen zur bildgebenden Untersuchung oder Überwachung bei Kindern ab 2 Jahre mit leichtem Schädel-Hirn-Trauma, wenn mindestens einer der aufgeführten Risikofaktoren zutrifft. *CCT* kranielle Computertomographie, *GCS* Glasgow Coma Scale. (Modifiziert nach [4, 6, 31])

Für Erwachsene liegen mit der Canadian CT Head Rule die meisten extern validierten Daten vor

zur bildgebenden Untersuchung mithilfe der CCT bei leichtem SHT erwachsener Patienten liegen für die Canadian CT Head Rule [30] die meisten extern validierten Daten vor. Allerdings wurden hier primär u. a. Patienten mit Gerinnungshemmung oder -störung, fokal-neurologischen Defiziten und posttraumatischem Krampfanfall ausgeschlossen. Insgesamt betrugen die extern validierten Sensitivitäten 99–100% für neurochirurgisch-interventionsbedürftige Verletzungen und 80–100% für alle intrakranielle Verletzungsfolgen sowie die Spezifitäten 39–51% [6].

Bei Kindern ließen sich die folgenden Risikofaktoren und Wahrscheinlichkeiten bezüglich intrakranieller Verletzungsfolgen nachweisen [6]:

- LR+ >10: Impressionsfraktur des Schädels, Schädelbasisfraktur oder fokal-neurologisches Defizit,
- LR+ 5–10: Gerinnungsstörung, posttraumatischer Krampfanfall oder früherer neurochirurgischer Eingriff,
- LR+ 2–5: visuelle Symptome, Kollision als Fahrradfahrer oder Fußgänger mit Kraftfahrzeug, jeder Krampfanfall, Bewusstseinsverlust, Erbrechen, schwere oder persistierende Kopfschmerzen, Amnesie, GCS <15 Punkte, Intoxikation oder radiologisch nachgewiesene Schädelfraktur.

Die isolierten Kriterien Kopfschmerzen, offene Wunde oder Hämatom im Kopfbereich stellten bei Kindern keine relevanten Risikofaktoren dar. Für Kinder lagen hinsichtlich klinischer Entscheidungsregeln zur bildgebenden Untersuchung mithilfe der CCT zum Publikationszeit des Health Technology Assessment noch keine ausreichend extern validierten Daten vor. Den Autoren erschien allerdings die aus US-amerikanischen Registerdaten von 42.212 Kindern abgeleitete Pediatric Emergency Care Applied Research Network (PECARN) Rule als die vielversprechendste bezüglich Sensitivität und Spezifität [6, 31]. Primär wurden hier Kinder mit geringfügigem Unfallmechanismus wie bodennaher Sturz oder Gehen oder Rennen in stehende Objekte und isolierten Schürf- oder Platzwunden des Kopfes ausgeschlossen. Ebenfalls wurden Kinder mit penetrierenden Verletzungen, bekannten Hirntumoren, ventrikulären Shunts, Störungen der Blutgerinnung, vorbestehenden neurologi-

Für Kinder liegen mit der Pediatric Emergency Care Applied Research Network Rule die meisten extern validierten Daten vor

schen Störungen, GCS <14 Punkte oder erschwerter Beurteilung ausgeschlossen. Mittlerweile wurde die PECARN Rule auch extern bei 3448 Kindern validiert, mit Sensitivitäten von 100% für neurochirurgisch-interventionsbedürftige bzw. klinisch-relevante Verletzungen und 98–100% für alle intrakranielle Verletzungsfolgen sowie Spezifitäten von 55–64%. Der Anteil an indizierten CCT-Untersuchungen betrug zwischen 15 und 35%. Abhängig von den Risikofaktoren waren insgesamt in 2–5% der Fälle intrakranielle Läsionen nachweisbar, klinisch-relevant waren 0,8–4,4% [31, 32, 33].

Serologische Biomarker

Den am besten untersuchten serologischen Biomarker bei Erwachsenen mit leichtem SHT stellt das neurogliale **Protein S100B** dar. Dabei liegt der Wert des Protein-S100B-Tests v. a. im Ausschluss einer relevanten intrakraniellen Verletzung, wenn das Testergebnis unterhalb des Normgrenzwerts liegt. In einer evidenzbasierten Metaanalyse bei erwachsenen Patienten mit leichtem SHT (GCS 13 bis 15 Punkte) erfüllten aus insgesamt 76 gefundenen Publikationen 8 Untersuchungen die Einschlusskriterien. Die hieraus errechneten kombinierten Schätzmaße des Proterin-S100B-Tests betrugen für die Sensitivität 94% und für die Spezifität 44%, mit einem negativ-prädiktiven Wert von 99% und einer diagnostischen „odds ratio" (DOR) von 10,3. Hierbei gilt eine DOR >10 als exzellentes diagnostisches Testkriterium. Mithilfe des Protein-S100B-Tests kann die Zahl der CCT-Untersuchungen um ca. 30% reduziert werden [34]. Die Datenlage zu Protein S100B bei Kindern mit leichtem SHT ist derzeit noch unzureichend und widersprüchlich.

> Mithilfe des Protein-S100B-Tests kann die Zahl der CCT-Untersuchungen um ca. 30% reduziert werden

In den aktuellen Empfehlungen des American College of Emergency Physicians (ACEP) und der CDC wird lediglich Protein-S100B als hirnspezifischer Biomarker zum Ausschluss eines relevanten SHT bei Erwachsenen mit einem GCS von 13 bis 15 Punkten mit Einschränkung empfohlen [2]. Aufgrund der aktuell noch limitierten Datenlage liegt die Bedeutung des S100B-Tests in seinem Potenzial als vorgeschalteter Test bei Erwachsenen unter Berücksichtigung der primären klinischen Wahrscheinlichkeit für eine intrakranielle Verletzung. Dies ist dem D-Dimer-Test bei tiefer Venenthrombose oder Lungenembolie vergleichbar.

> Die Bedeutung des Protein-S100B-Tests liegt in seinem Potenzial als vorgeschalteter Test bei Erwachsenen

Indikationen zur kraniellen Computertomographie

Erwachsene

Abhängig von der klinischen Wahrscheinlichkeit für eine intrakranielle Läsion sollte unter Berücksichtigung der etablierten Risikofaktoren und klinischen Entscheidungsregeln die Indikation zur bildgebenden Untersuchung mithilfe der CCT erfolgen. Die Autoren empfehlen daher für Erwachsene ein Vorgehen, basierend auf der extern am besten validierten klinischen Entscheidungsregel Canadian CT Head Rule, erweitert um die etablierten Hochrisikofaktoren: fokal-neurologisches Defizit, Gerinnungshemmung oder -störung und Krampfanfall. Neurochirurgisch interventionspflichtige Verletzungen können mithilfe der Hochrisikofaktoren erkannt werden, alle potenziell relevanten Läsionen mit den zusätzlichen Faktoren für mittleres Risiko: GCS 13 bis 15 Punkte, Amnesie, gefährlicher Unfallmechanismus [5, 6, 30]. Bei Patienten mit ausschließlich mittlerem Risiko kann durch den serologischen Protein-S100B-Test eine relevante Verletzung auch ohne bildgebende Untersuchung ausgeschlossen werden (◘ **Abb. 1**; [34]).

> Neurochirurgisch interventionspflichtige Verletzungen können mithilfe der Hochrisikofaktoren erkannt werden

Kinder

Die Indikation zur bildgebenden Untersuchung mithilfe der CCT bei Säuglingen und Kindern sollte auf der am besten extern validierten klinischen Entscheidungsregel PECARN Rule erfolgen, ergänzt um die etablierten Hochrisikofaktoren Impressionsfraktur des Schädels, Schädelbasisfraktur, fokalneurologisches Defizit, Gerinnungshemmung oder -störung und Krampfanfall (◘ **Abb. 2, Abb. 3**; [4, 6, 31]). Dabei bietet die PECARN Rule u. a. den Vorteil, dass sie die Erfahrung und Einschätzung des Untersuchers bei der Entscheidung zwischen bildgebender Untersuchung und neurologischer Überwachung berücksichtigt, um unnötige CCT-Untersuchungen zu vermeiden [31, 32, 33].

> Erfahrung und Einschätzung des Untersuchers gehen in die PECARN Rule ein

Das Risiko einer klinisch-relevanten intrakraniellen Läsion bei Kindern jünger als 2 Jahre mit isolierten Hämatomen der Kopfschwarte ohne weitere Risikofaktoren ist insgesamt sehr niedrig. In einer sekundären Analyse von insgesamt 2998 Kindern jünger als 2 Jahre mit isolierten Hämatomen der

Kopfschwarte wurde bei insgesamt 570 (19%) eine CCT durchgeführt, mit insgesamt 50 (1,7%) pathologischen CCT-Befunden, davon 12 (0,4%) klinisch-relevant, aber keine neurochirurgisch interventionsbedürftig. Risikofaktoren für eine intrakranielle Läsion waren [35]:

- Alter <6 Monate,
- Hämatomlokalisation okzipital, parietal oder temporal,
- Hämatomgröße >1 cm und
- gefährlicher Unfallmechanismus.

Eine isoliert aufgetretene Bewusstlosigkeit ist sehr selten mit einer relevanten intrakraniellen Läsion assoziiert

Eine isoliert aufgetretene Bewusstlosigkeit bei Kindern jeden Alters ohne weitere Risikofaktoren ist sehr selten mit einer relevanten intrakraniellen Läsion assoziiert. Von insgesamt 6286 Kindern im Alter von 0 bis 18 Jahren mit anamnestischer Bewusstlosigkeit boten 2780 eine isolierte Bewusstlosigkeit ohne weitere Risikofaktoren, mit 38 (1,4%) positiven CCT-Befunden, davon 13 (0,5%) klinisch-relevant [11].

Auch ein isolierter gefährlicher Unfallmechanismus bei Kindern jeden Alters ohne weitere Risikofaktoren ist sehr selten mit einer relevanten intrakraniellen Läsion assoziiert. Ein gefährlicher Unfallmechanismus wurde dabei definiert als: Pkw-Unfall mit Herausschleudern des Insassen, Tod eines Mitfahrers, Fahrzeugüberschlag, Kollision als Fußgänger oder Fahrradfahrer ohne Helm mit Kraftfahrzeug, Sturzhöhe >0,9 m bei Kindern jünger als 2 Jahre, Sturzhöhe >1,5 m bei Kindern ab 2 Jahre, starker Schlag gegen Kopf. Von insgesamt 5869 Kindern im Alter von 0 bis 18 Jahren mit gefährlichem Unfallmechanismus boten 3302 einen isolierten gefährlichen Unfallmechanismus ohne weitere Risikofaktoren, mit 4 (0,3%) klinisch-relevanten Läsionen bei Kindern jünger als 2 Jahre und 12 (0,6%) bei Kindern ab 2 Jahre [36].

Strahlenbelastung durch bildgebende Verfahren

Maßgeblich für eine potenziell erbgutschädigende Wirkung ionisierender Strahlung ist die **effektive Dosis**, die neben der Energiedosis die unterschiedlichen Strahlungsarten und verschiedenen Gewebewichtungsfaktoren berücksichtigt. Die effektive Dosis durch natürliche Strahlenbelastung/-exposition beträgt in Deutschland durchschnittlich 2,1 Millisievert (mSv) im Jahr und reicht je nach Wohnort, Ernährungs- und Lebensgewohnheiten von 1–10 mSv [37].

Die Strahlenexposition heutiger CT-Untersuchungen ist einer Serie von konventionellen Röntgenaufnahmen vergleichbar

Die Strahlenbelastung durch CT-Untersuchungen konnte in den letzten Jahren ohne Einbußen der diagnostischen Qualität durch technische Fortschritte maßgeblich reduziert werden. Die Strahlenexposition heutiger Niedrigdosis- und Ultra-Niedrigdosis-CT-Untersuchungen ist einer Serie von konventionellen Röntgenaufnahmen vergleichbar. So ließ sich beispielsweise bei Erwachsenen die effektive Dosis einer Halswirbelsäulen-CT-Untersuchung von 6 mSv im Jahr 2008 auf 0,6 mSv mit heutigen Geräten reduzieren, einer Thorax-CT-Untersuchung von 7 auf 0,5 mSv und einer Abdomen-CT-Untersuchung von 8 mSv auf 0,4–0,56 mSv [38]. Für eine CCT lagen bisher die effektiven Dosen im Durchschnitt bei 2 mSv (Range 0,9–4,0 mSv), für eine konventionelle Thoraxröntgenaufnahme in 2 Ebenen durchschnittlich bei 0,1 mSv (0,05–0,24 mSv; [39]).

Das Risiko onkogener Effekte durch die Strahlenbelastung einer CCT ist v. a. altersabhängig

Das Risiko onkogener Effekte durch die Strahlenbelastung einer CCT ist gewebe-, geschlechts- und v. a. altersabhängig. Kindliches Gewebe ist gegenüber ionisierender Strahlung empfindlicher und die Wahrscheinlichkeit, aufgrund der längeren Lebenserwartung als von Erwachsenen eine strahleninduzierte Erkrankung zu erleben, größer. Die gleiche Strahlenexposition erhöht das **Lebenszeitrisiko** eines ein Jahr alten Kindes gegenüber einem 50 Jahre alten Erwachsenen um den Faktor 10–15. Nichtaltersangepasste CT-Untersuchungsprotokolle erhöhen durch eine Konzentration der Strahlung auf eine geringere Querschnittsfläche das Risiko für Kinder zusätzlich. Inwiefern sehr niedrige Strahlenexpositionen bis 5 mSv, z. B. im Rahmen einer CCT, ein relevantes Lebenszeitrisiko onkogener Effekte v. a. bei Kindern darstellen, ist bis heute unklar [40, 41]. Auch aus diesem Grund sollte die Indikation zur CCT differenziert erfolgen.

Alternative bildgebende Untersuchungen

Die bildgebende Untersuchung mithilfe der **Magnetresonanztomographie** (MRT) beim SHT stellt eine Alternative ohne Strahlenexposition dar, erfordert allerdings längere Untersuchungszeiten bei gleichzeitig deutlich eingeschränkten Interventionsmöglichkeiten. Insbesondere bei Kindern erfordert die MRT häufig eine Sedierung oder gar Narkose mit dem damit verbundenen Aufwand und Risiko. Die Verfügbarkeit der MRT ist im Gegensatz zur CT deutlich eingeschränkt. Daher ist das

MRT zur primären Notfalldiagnostik beim SHT aus sicherheits-, logistischen und ressourcenbedingten Gründen meist nicht sinnvoll [2, 4, 5].

Eine Sonographie darf ein indiziertes CCT nicht verzögern [4], denn der unauffällige transfontanellare oder transkranielle Sonographiebefund bei Säuglingen oder kleinen Kindern schließt eine behandlungsbedürftige intrakranielle Verletzung nicht aus. Unter anderem können kalottennahe Blutungen sowie Läsionen der hinteren Schädelgrube nicht beurteilt werden.

Eine Sonographie darf ein indiziertes CCT nicht verzögern

Kindesmisshandlung

In Deutschland werden geschätzt jeden Tag 500 Kinder von Erwachsenen aus ihrem familiären Umfeld misshandelt, und fast jeden Tag wird ein Kind durch körperliche Gewalt getötet [42]. Das SHT ist im Rahmen eines Schütteltraumasyndroms (STS) oder einer nichtakzidentellen Kopfverletzung (NAKV) die häufigste Todesursache im Rahmen von Kindesmisshandlungen, meistens sind Säuglinge bis zum 4. Lebensmonat betroffen. Die folgenden Zeichen sollten weitere Untersuchungen bei Verdacht auf STS oder NAKV nach sich ziehen:

Das SHT ist die häufigste Todesursache im Rahmen von Kindesmisshandlungen

- unplausible oder widersprüchliche anamnestische Angaben zu Beschwerden oder Untersuchungsbefunden,
- anamnestisch verzögertes Aufsuchen medizinscher Hilfe,
- mehrere Verletzungen unterschiedlichen Alters,
- retinale Blutungen,
- unerklärliche neurologische Auffälligkeiten, unerklärlicher Schock oder Kreislaufkollaps,
- frühere Misshandlungen.

Die Dokumentation aller Befunde und Angaben sollte standardisiert und gerichtsfest erfolgen. Bei Kindern mit SHT und Verdacht auf Kindesmisshandlung sollte unabhängig von ggf. weiteren Risikofaktoren eine CCT durchgeführt und das Kind stationär aufgenommen werden [5].

Die Dokumentation aller Befunde und Angaben sollte gerichtsfest erfolgen

Stationäre Aufnahme und neurologische Überwachung

Eine stationäre Aufnahme – auch zur neurologischen Überwachung (Zusatzmaterial online: *Appendix 4*) – sollte niemals eine eindeutige Indikation zur bildgebenden Untersuchung mithilfe des CCT ersetzen, da dies weder behandlungs- noch kosteneffektiv ist [5, 6]. Die folgenden Kriterien sollten bei der Entscheidungsfindung für eine stationäre Aufnahme berücksichtigt werden [4, 5, 6]:

- neu aufgetretene, klinisch-relevante CCT-Befunde,
- GCS <15 Punkte oder frische neurologische Defizite unabhängig vom Befund der bildgebenden Untersuchung, beispielsweise auch im Rahmen einer (Analgo-)Sedierung zur bildgebenden Untersuchung,
- Schädelfraktur, Liquoraustritt oder offenes SHT,
- Gerinnungshemmung oder -störung, z. B. Thrombozytenaggregationshemmung, orale Antikoagulation, Heparin, Hämophilie, (fremd)anamnestisch verlängerte Blutungszeit oder leichte Hämatombildung,
- stationär-behandlungspflichtige Verletzung oder Erkrankung, unabhängig vom SHT,
- unsichere häusliche Betreuung oder Versorgung des Verletzten,
- im Zweifel bei kindlichen Verhaltensänderung aus elterlicher Sicht, insbesondere bei Kindern <2 Jahren,
- beunruhigende Zeichen mit Bedenken des Untersuchers, z. B. persistierendes Erbrechen, schwere Kopfschmerzen, Verdacht auf Kindesmisshandlung.

Die stationäre Aufnahme von Patienten mit neurologischen Auffälligkeiten und positivem CCT-Befund ist medizinisch sinnvoll und kosteneffektiv. Die stationäre Aufnahme von Patienten mit nicht-neurochirurgisch-interventionsbedürftigen Verletzungen im CCT ist ebenfalls mit besseren Behandlungsergebnissen verbunden und kosteneffektiver als die Entlassung nach Hause [6].

Die neurologische Überwachung sollte kompetentes medizinisches Personal durchführen und die folgenden Parameter kontinuierlich überprüfen und dokumentieren:

Die stationäre Aufnahme von Patienten mit neurologischen Auffälligkeiten und positivem CCT-Befund ist kosteneffektiv

- Glasgow Coma Scale,
- Pupillengröße und -reaktivität,

— Herz- bzw. Pulsfrequenz,
— Blutdruck,
— Atemfrequenz und
— periphere Sauerstoffsättigung.

Bei Patienten mit einer GCS <15 Punkte sollte dies in den beiden ersten Stunden alle 30 min, in den folgenden 4 h alle 60 min und danach 2-stündlich erfolgen [5]. Die neurologische Überwachung von Kindern, insbesondere unter 5 Jahren, setzt neben Kompetenz v. a. Erfahrung im Umgang mit Säuglingen und kleinen Kindern voraus. Für die Überprüfung und Dokumentation sind **altersadaptierte GCS-Versionen** zu verwenden (◘ **Tab. 2; 3**). Jede neurologische Verschlechterung – auch plötzliche Verhaltensauffälligkeiten – sollte umgehend zu einer Reevaluation des Patienten und ggf. notwendiger (Kontroll-)CCT führen.

Jede neurologische Verschlechterung sollte umgehend zu einer Reevaluation des Patienten führen

Die **stationäre Überwachungsdauer** ist u. a. abhängig von der Dauer der Symptome. Intrakranielle Blutungen im Rahmen eines SHT treten fast immer in den ersten 6–12 h auf, unter Gerinnungshemmung bis zu 24 h nach dem Unfallereignis [4, 13].

Entlassung

Patienten ohne relevante Beschwerden und Befunde können entlassen werden, sofern deren ggf. weiter notwendige Betreuung und Versorgung sichergestellt ist. Alle Patienten sowie ggf. deren Angehörige oder Weiterbehandelnde sollen hierzu mündlich und schriftlich über das erlittene SHT aufgeklärt werden. Die **schriftliche Aufklärung** kann durch eine standardisierte, altersangepasste Patienteninformation gewährleistet werden und sollte folgende Punkten enthalten:

Weiterhin notwendige Betreuung und Versorgung müssen sichergestellt sein

— Art und Schwere der Verletzung,
— Erläuterung und Bedeutung ggf. noch bestehender Beschwerden sowie der weitere, zu erwartende Heilungsverlauf,
— Erläuterung individuell unterschiedlicher Heilungsverläufe,
— Beschwerden und Zeichen, die eine akute ärztliche Befundkontrolle erfordern und wie diese sichergestellt wird,
— Informationen bezüglich der Rückkehr zu Alltagsaktivitäten, einschließlich Schule, Arbeit, Sport und Autofahren,
— Empfehlung, den Verletzten in den ersten 24 h nach Unfallereignis nicht allein zu lassen,
— Kontaktmöglichkeiten bei verzögertem Heilungsverlauf oder Spätkomplikationen.

Beispiele altersangepasster Patienteninformationen sind als Zusatzmaterial online: *Appendix 1* abrufbar.

Patienten, die im Rahmen einer Intoxikation ein SHT erlitten haben, sollten über entsprechende Suchtberatungsstellen informiert werden. Der Haus- oder weiterbehandelnde Arzt sollte eine schriftliche Dokumentation der bisherigen Behandlung erhalten.

Fazit für die Praxis

— **Das leichte SHT stellt eine diagnostische Herausforderung dar, weil relevante intrakranielle Verletzungsfolgen zwar insgesamt selten auftreten, aber meist nicht mit dem initialen klinischen Erscheinungsbild korrelieren.**
— **Neben Vitalparametern und Pupillenfunktion sollte stets der altersangepasste GCS-Score als Summe und in seinen Einzelkomponenten erhoben werden.**
— **Ein GCS-Score von 15 Punkten bedeutet u. a. in der verbalen Komponente eine Orientierung des Verletzten zu allen 4 Qualitäten: Person, Ort, Zeit *und* Situation.**
— **Sekundäre neurologische Schäden infolge Hypoxie und Hypotension sind unbedingt zu vermeiden.**
— **Bei Kindern mit SHT sollte stets die Möglichkeit einer Kindesmisshandlung berücksichtigt werden.**
— **Eine differenzierte, rationale Indikationsstellung zur CCT hilft, relevante Verletzungsfolgen zu erkennen, die vorhandenen Ressourcen sinnvoll einzusetzen und gleichzeitig unnötige Strahlenbelastungen zu vermeiden. Etablierte klinische Risikofaktoren sollten hierbei berücksichtigt werden.**

- Ist eine bildgebende Notfalldiagnostik beim SHT indiziert, sollte eine CCT umgehend durchgeführt und nicht verzögert werden.
- Bei einer ggf. indizierten neurologischen Überwachung sollten standardisiert Pupillenfunktion, GCS und Vitalparameter regelmäßig sowie initial engmaschig kontrolliert und mit Zeitangabe dokumentiert werden.
- Jedem Patienten mit SHT sollte bei Entlassung aus dem Krankenhaus eine schriftliche Patienteninformation bezüglich seiner Verletzung ausgehändigt werden.

Korrespondenzadresse

Dr. B.A. Leidel
Interdisziplinäre Rettungsstelle, Campus Benjamin Franklin, Charité – Universitätsmedizin Berlin
Hindenburgdamm 30, 12200 Berlin
bernd.a.leidel@charite.de

Einhaltung ethischer Richtlinien

Interessenkonflikt. B.A. Leidel erhielt Reisekostenerstattungen sowie Drittmittel für wissenschaftliche Projekte von Roche Diagnostics. H.J. Audebert erhielt ein Beratungshonorar durch Roche Diagnostics. T. Lindner, S. Wolf, V. Bogner, A. Steinbeck, N. Börner, C. Peiser, P. Biberthaler und K.-G. Kanz geben an, dass kein Interessenkonflikt besteht.

Dieser Beitrag beinhaltet keine Studien an Menschen oder Tieren.

Literatur

1. Rickels E (2009) Diagnostik und Therapie von Schädel-Hirn-Traumen. Chirurg 80:153–163
2. Jagoda AS, Bazarian JJ, Bruns JJ Jr et al (2008) Clinical policy: neuroimaging and decision making in adult mild traumatic brain injury in the acute setting. Ann Emerg Med 52:714–748
3. Rickels E, Wild K von, Wenzlaff P, Bock WJ (2006) Schädel-Hirn-Verletzung – Epidemiologie und Versorgung: Ergebnisse einer prospektiven Studie. Zuckschwerdt, München
4. Gesellschaft für Neonatologie und Pädiatrische Intensivmedizin, der Deutschen Gesellschaft für Kinderchirurgie, der Gesellschaft für Neuropädiatrie et al (2011) Leitlinie Schädel-Hirn-Trauma im Kindesalter. AWMF-Leitlinien-Registernummer 024/018, AWMF, Düsseldorf. http://www.awmf.org. Zugegriffen: 21. Sept. 2014
5. National Institute for Health and Care Excellence (2014) Head injury – triage, assessment, investigation and early management of head injury in children, young people and adults. NICE clinical guideline 176. http://www.guidance.nice.org.uk/cg176. Zugegriffen: 21. Sept. 2014
6. Pandor A, Goodacre S, Harnan S et al (2011) Diagnostic management strategies for adults and children with minor head injury: a systematic review and an economic evaluation. Health Technol Assess 15:1–202
7. Norlund A, Marké LA, af Geijerstam JL et al (2006) Immediate computed tomography or admission for observation after mild head injury: cost comparison in randomised controlled trial. BMJ 333:469
8. Stein SC, Burnett MG, Glick HA (2006) Indications for CT scanning in mild traumatic brain injury: a cost-effectiveness study. J Trauma 61:558–566
9. American Congress of Rehabilitation Medicine (1993) Definition of mild traumatic brain injury. J Head Trauma Rehabil 8:86–87
10. Centers for Disease Control and Prevention, National Center for Injury Prevention and Control (2003) Report to Congress on mild traumatic brain injury in the United States: steps to prevent a serious public health problem. Centers for Disease Control and Prevention, Atlanta, S 1–47
11. Lee LK, Monroe D, Bachman MC et al (2014) Isolated loss of consciousness in children with minor blunt head trauma. JAMA Pediatr 168:837–843
12. Günther SA, Stegmaier J, Paul AO et al (2011) Leichtes Schädel-Hirn-Trauma unter Antikoagulation. Notfall Rettungsmed 14:268–274
13. Tauber M, Koller H, Moroder P et al (2009) Secondary intracranial hemorrhage after mild head injury in patients with low-dose acetylsalicylate acid prophylaxis. J Trauma 67:521–525
14. Zock M, Werner JC, Bogner V et al (2011) Internationale und nationale Leitlinien für die Indikation zur Bildgebung bei Verdacht auf leichtes Schädel-Hirn-Trauma. Notfall Rettungsmed 14:275–285
15. Teasdale G, Jennett B (1974) Assessment of coma and impaired consciousness: a practical scale. Lancet 2:81–84
16. Brown JB, Forsythe RM, Stassen NA et al (2014) Evidence-based improvement of the National Trauma Triage Protocol: the Glasgow Coma Scale versus Glasgow Coma Scale motor subscale. J Trauma 77:95–102
17. Grote S, Böcker W, Mutschler W et al (2011) Diagnostic value of the Glasgow Coma Scale for traumatic brain injury in 18,002 patients with multiple injuries. J Neurotrauma 28:527–534
18. Kung WM, Tsai SH, Chiu WT et al (2010) Correlation between Glasgow coma score components and survival in patients with traumatic brain injury. Injury 42:940–944
19. Namiki J, Yamazaki M, Funabiki T, Hori S (2011) Inaccuracy and misjudged factors of Glasgow Coma Scale scores when assessed by inexperienced physicians. Clin Neurol Neurosurg 113:393–398
20. Acker SN, Ross JT, Partrick DA et al (2014) Glasgow motor scale alone is equivalent to Glasgow Coma Scale at identifying children at risk for serious traumatic brain injury. J Trauma 77:304–309

21. Fortune PM, Shann F (2010) The motor response to stimulation predicts outcome as well as the full Glasgow Coma Scale in children with severe head injury. Pediatr Crit Care Med 11:339–342

22. Hoffmann M, Lefering R, Rueger JM et al (2012) Pupil evaluation in addition to Glasgow Coma Scale components in prediction of traumatic brain injury and mortality. Br J Surg 99:122–130

23. Holmes JF, Palchak MJ, MacFarlane T, Kuppermann N (2005). Performance of the pediatric Glasgow coma scale in children with blunt head trauma. Acad Emerg Med 12:814–819

24. American Heart Association (2011) Pediatric advanced life support provider manual. American Heart Association, Dallas TX

25. Committee on Trauma – American College of Surgeons (2012) ATLS advanced trauma life support program for doctors – manual, 9. Aufl. American College of Surgeons, Chicago Ill

26. European Resuscitation Council (2010) European paediatric life support – Course manual, 3. Aufl. European Resuscitation Council, Edegem

27. Brain Trauma Foundation, American Association of Neurological Surgeons, Congress of Neurological Surgeons et al (2007) Guidelines for the management of severe traumatic brain injury. I. Blood pressure and oxygenation. J Neurotrauma 24(Suppl 1):S7–S13

28. Kochanek PM, Carney N, Adelson PD et al (2012) Guidelines for the acute medical management of severe traumatic brain injury in infants, children, and adolescents – second edition. Pediatr Crit Care Med 13(Suppl 1):S1–S82

29. Jaeschke R, Guyatt G, Sackett DL (1994) Users' guides to the medical literature. III. How to use an article about a diagnostic test. B. What are the results and will they help me in caring for my patients? The Evidence-Based Medicine Working Group. JAMA 271:703–707

30. Stiell IG, Wells GA, Vandemheen K et al (2001) The Canadian CT head rule for patients with minor head injury. Lancet 357:1391–1396

31. Kuppermann N, Holmes JF, Dayan PS et al (2009) Identification of children at very low risk of clinically-important brain injuries after head trauma: a prospective cohort study. Lancet 374:1160–1170

32. Easter JS, Bakes K, Dhaliwal J et al (2014) Comparison of PECARN, CATCH, and CHALICE rules for children with minor head injury: a prospective cohort study. Ann Emerg Med 64:145–152

33. Schonfeld D, Bressan S, Da Dalt L et al (2014) Pediatric Emergency Care Applied Research Network head injury clinical prediction rules are reliable in practice. Arch Dis Child 99:427–431

34. Leidel BA, Bogner V, Zock M, Kanz KG (2012) Das serologische Protein S100B – Stellenwert in der Notfalldiagnostik Erwachsener mit Verdacht auf leichtes Schädel-Hirn-Trauma – eine Metaanalyse. Unfallchirurg 115:903–912

35. Dayan PS, Holmes JF, Schutzman S et al (2014) Risk of traumatic brain injuries in children younger than 24 months with isolated scalp hematomas. Ann Emerg Med 64:153–162

36. Nigrovic LE, Lee LK, Hoyle J et al (2012) Prevalence of clinically important traumatic brain injuries in children with minor blunt head trauma and isolated severe injury mechanisms. Arch Pediatr Adolesc Med 166:356–361

37. Bundesamt für Strahlenschutz. Natürliche Strahlenbelastung in Deutschland. http://www.bfs.de/de/ion/anthropg/strahlenexposition_deutschland.html. Zugegriffen: 21. Sept. 2014

38. McLaughlin PD, Ouellette HA, Louis LJ et al (2013) The emergence of ultra low-dose computed tomography and the impending obsolescence of the plain radiograph? Can Assoc Radiol J 64:314–318

39. Mettler FA Jr, Huda W, Yoshizumi TT, Mahesh M (2008) Effective doses in radiology and diagnostic nuclear medicine: a catalog. Radiology 248:254–263

40. Brenner DJ, Hall EJ (2008) Computed tomography – an increasing source of radiation exposure. N Engl J Med 358:852–853

41. Pearce MS, Salotti JA, Little MP et al (2012) Radiation exposure from CT scans in childhood and subsequent risk of leukaemia and brain tumours: a retrospective cohort study. Lancet 380:499–505

42. Tsokos M, Guddat S (2014) Deutschland misshandelt seine Kinder. Droemer Knaur, München

Notfall Rettungsmed 2015 · 18:155–168
DOI 10.1007/s10049-015-2001-9
© Springer-Verlag Berlin Heidelberg 2015

A. Hecker[1] · B. Hecker[2] · K. Kipfmüller[1] · J. Holler[1] · E. Schneck[2] · M. Reichert[1] · M.A. Weigand[2] · W. Padberg[1] · M. Hecker[3]
[1] Klinik für Allgemein-, Viszeral-, Thorax-, Transplantations- und Kinderchirurgie, Universitätsklinikum Gießen und Marburg GmbH, Standort Gießen
[2] Klinik für Anästhesiologie, Intensivmedizin und Schmerztherapie, Universitätsklinikum Gießen und Marburg GmbH, Standort Gießen
[3] Medizinische Klinik II, Universitätsklinikum Gießen und Marburg GmbH, Standort Gießen

Diagnostik und Therapie des akuten Abdomens

Zusammenfassung

Sowohl für den Notaufnahmearzt als auch den Intensivmediziner stellt der Patient mit einem „akuten Abdomen" eine besondere Herausforderung dar. Dabei ist der sog. brettharte Bauch Resultat einer sekundären Peritonitis, die zwangsläufig in einer intraabdominellen Sepsis gipfelt. Diese kritisch kranken Patienten profitieren von einer möglichst raschen Diagnostik und interdisziplinären Therapie. Die Gruppe der Patienten mit einer postoperativen Peritonitis (z. B. nach Anastomoseninsuffizienz) weist oftmals ein maskiertes klinisches Bild auf, das ein Grund für die inakzeptabel hohe Letalität ist.

Nach Durchlaufen einer Standarddiagnostik wird die Indikation zur Computertomographie früh gestellt, da sie zusätzlich zur Fokussuche bereits eine Operationsplanung und ggf. eine radiologisch-interventionelle Drainageeinlage erlaubt. Die Therapie fußt auf 3 elementaren Säulen: der raschen Fokussanierung, einer breiten Antibiotikatherapie und den supportiven intensivmedizinischen Maßnahmen.

Schlüsselwörter

Bauchhöhle · Intraabdominelle Infektionen · Sepsis · Breitspektrumantibiose · Peritonitis

Dieser Beitrag erschien ursprünglich in der Zeitschrift *Medizinische Klinik – Intensivmedizin und Notfallmedizin* 2014, 109:445-458. doi 10.1007/s00063-013-0335-y. Die Teilnahme an der zertifizierten Fortbildung ist nur einmal möglich.

Lernziele

Nach der Lektüre dieses Beitrags
- kennen Sie die klinischen Zeichen des akuten Abdomens,
- können Sie initiale diagnostische und perioperative Schritte einleiten,
- kennen Sie die Grundlagen der chirurgisch-operativen Therapie,
- ist ihnen das potenzielle Keimspektrum beim Peritonitis bekannt,
- können Sie eine adäquate prä- und postoperative Behandlung einleiten.

Definition

Der Begriff „akutes Abdomen" ist definiert als ein akut einsetzender abdomineller Schmerz mit Rigidität der Bauchdecke, der in einem Großteil der Fälle eine therapeutische Intervention erfordert [1]. Das chirurgische akute Abdomen ist mit dem Leitsymptom „akuter Abdominalschmerz" nicht zu verwechseln. Dieses schließt zusätzlich und zu einem hohen prozentualen Anteil (34%) Bauchschmerzen ein, die nicht mit einem Peritonismus einhergehen und konservativ behandelt werden können [1].

Gerade für ärztliche Kollegen an interdisziplinären Schnittstellen, wie an zentralen Notaufnahmen oder Intensivstationen, ist es eine Herausforderung, zwischen weniger dringlichen subakuten Abdominalschmerzen und dem bei verzögerter Therapie bis zum Tode führenden akuten Abdomen zu unterscheiden. Hier ist klinisches Fachwissen und Geschick bei der Anamnese und körperlichen Untersuchung gefragt, da die Entscheidung für oder gegen eine bildgebende Notfalldiagnostik oder gar einer Operation oftmals eine rein klinische bleibt.

> Das chirurgische akute Abdomen ist mit dem Leitsymptom „akuter Abdominalschmerz" nicht zu verwechseln

Symptomatik

Eine Reihe von Autoren hat in retrospektiven Analysen versucht, mit einfachsten anamnestischen und klinischen Mitteln einen sog. **Hochrisikobauch** zu definieren [1]:

Bestehen die Schmerzen seit maximal 48 h, sind sie von Erbrechen begleitet und gehen sie mit einer Abwehrspannung bzw. einem Loslassschmerz einher, ist von einem sog. akuten Bauch auszugehen. Innerhalb dieser Gruppe primär chirurgischer Patienten ist der Patient in fortgeschrittenem Alter sowie nach einem viszeralchirurgischen Eingriff besonders großzügig der Hochrisikogruppe zuzuordnen, da im Alter Symptome demaskiert sind und bei jedem Patienten post operationem primär von einem komplikativen Verlauf ausgegangen werden kann [1]. Bei alten und adipösen Patienten schließt demnach eine milde Schmerzsymptomatik einen akuten entzündlichen intraabdominellen Fokus nicht aus ◘ **Abb. 1** gibt einen Überblick über mögliche Ursachen eines akuten Bauchschmerzes. Bei 639 Patienten mit Abdominalschmerzen konnte in einer Arbeit von Miettinen et al. bei mehr als 30% der Fälle die Ursache nicht geklärt werden (nichtspezifischer Abdominal-

> Bei alten und adipösen Patienten schließt eine milde Schmerzsymptomatik einen akuten entzündlichen intraabdominellen Fokus nicht aus

Diagnosis and therapy of an acute abdomen

Abstract

Patients with signs of an acute abdomen continue to be a challenge for both the emergency physician and the intensivist. Clinical symptoms usually result from secondary peritonitis possibly progressing to intraabdominal sepsis. Critically ill patients need rapid diagnostic work-up and an interdisciplinary therapeutic approach. Among patients with secondary peritonitis, those with postoperative peritonitis (e.g., after anastomotic leakage) show a particularly high mortality because of unspecific symptoms. Beyond routine diagnostic procedures, patients with an acute abdomen often require a CT scan which helps to detect the septic focus, thereby often allowing an interventional source control. Therapy consists of three main elements: source control, broad-spectrum antimicrobial therapy, and supportive intensive care medicine.

Keywords

Abdominal cavity · Intraabdominal infections · Sepsis · Antimicrobial agents · Peritonitis

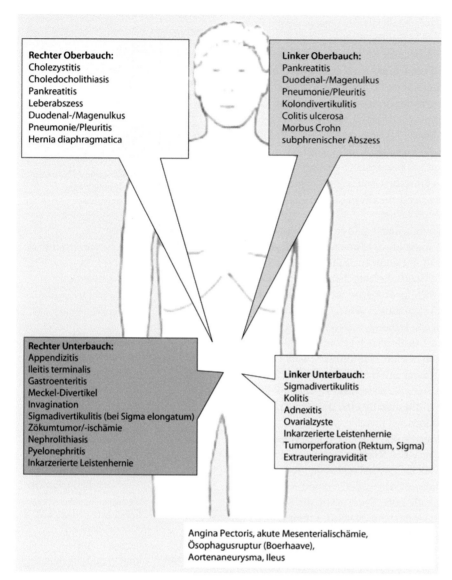

Rechter Oberbauch:
Cholezystitis
Choledocholithiasis
Pankreatitis
Leberabszess
Duodenal-/Magenulkus
Pneumonie/Pleuritis
Hernia diaphragmatica

Linker Oberbauch:
Pankreatitis
Duodenal-/Magenulkus
Pneumonie/Pleuritis
Kolondivertikulitis
Colitis ulcerosa
Morbus Crohn
subphrenischer Abszess

Rechter Unterbauch:
Appendizitis
Ileitis terminalis
Gastroenteritis
Meckel-Divertikel
Invagination
Sigmadivertikulitis (bei Sigma elongatum)
Zökumtumor/-ischämie
Nephrolithiasis
Pyelonephritis
Inkarzerierte Leistenhernie

Linker Unterbauch:
Sigmadivertikulitis
Kolitis
Adnexitis
Ovarialzyste
Inkarzerierte Leistenhernie
Tumorperforation (Rektum, Sigma)
Extrauteringravidität

Angina Pectoris, akute Mesenterialischämie,
Ösophagusruptur (Boerhaave),
Aortenaneurysma, Ileus

Abb. 1 ▲ Die Lokalisation der Abdominalschmerzen gibt oftmals einen Hinweis auf die möglichen Differenzialdiagnosen des akuten Abdomens. Dabei gibt die Abbildung nur eine Auswahl der gängigsten Diagnosen wider. Im Alltag können auch seltenere Erkrankungen (z. B. Porphyrie, Kollagenosen, spontane bakterielle/primäre Peritonitis) auftreten und zu relevanten Folgen bis hin zur diagnostischen Laparoskopie führen

schmerz). Mit 23,3% stellt die akute **Appendizitis** als erste klassische Diagnose des akuten Abdomens die zweithäufigste Erkrankung dar, gefolgt von Gallensteinleiden (8,8%) und (Sub-)Ileus (5,2%, [2]). Während ein rechtsseitiger Unterbauchschmerz (McBurney-Zeichen) auf eine Appendizitis hinweisend und Anlass zur chirurgischen Vorstellung sein kann, gestaltet sich die Differenzialdiagnostik bei rechtsseitigen Oberbauchschmerzen deutlich schwieriger: Hier kommen als häufigste Erkrankungen Pathologien der Gallenwege (z. B. Cholezystitis acuta), die Pankreatitis und Ulzera des Duodenums oder Magens infrage. Laborchemische und sonographische Untersuchungen sind hier i. d. R. Diagnostik der ersten Wahl.

Von großer Bedeutung ist die Tatsache, dass das akute Abdomen im Falle einer verzögerten Identifikation und Therapie fast zwingend mit einem septischen Krankheitsverlauf einhergeht. Unbehandelt kann sich die **abdominelle Sepsis** zu einer schweren Sepsis mit Organversagen weiterentwickeln. Trotz modernster Intensivmedizin ist die schwere intraabdominelle Sepsis auch heute noch mit Letalitätsraten zwischen 40 und 60% assoziiert [3]. In ◘ **Tab. 1** werden die verschiedenen Formen der Peritonitis aufgeführt, die allesamt zu dem klinischen Zeichen der Abwehrspannung führen können [4, 5]. Quantitativ kommt der Gruppe der sekundären Peritonitiden die größte Bedeutung zu. Hierunter stellt das Subkollektiv der postoperativen Peritonitis eine Besonderheit dar, da diese mit einer besonders hohen Letalität behaftet ist.

Entwickelt ein Patient nach einer viszeralchirurgischen Operation eine Peritonitis mit dem klinischen Zeichen eines akuten Abdomens und nimmt er hierunter einen septischen Verlauf, so ist von einer 1-Jahres-Letalität von bis zu 77,4% auszugehen [4, 5]. Abdomineller Schmerz, Darmparalyse, der gemeinhin als „bretthartes Abdomen" bezeichnete peritonitische Bauch, Übelkeit und Erbrechen sind Leitsymptome der Peritonitis, die umgehend zur chirurgischen Vorstellung des Patienten führen sollten.

In der Labordiagnostik geht eine Erhöhung der Leukozytenzahl sowie ein erhöhter Wert für **C-reaktives Protein** (CRP) mit einer intraabdominellen Entzündung einher. Spezifische laborchemische Untersuchungen können wichtige Hinweise auf die Lokalisation und Genese der Inflammation geben (Lipaseerhöhung bei Pankreatitis, Cholestaseparameter, Serumlaktat). An dieser Stelle sei ausdrücklich betont, dass die Diagnose akutes Abdomen eine rein klinische bleibt und beispielsweise Kinder mit den klinischen Zeichen einer Appendizitis trotz fehlender laborchemischer Entzündungswerte intraoperativ eine massive Appendizits aufweisen können.

An die klinische und laborchemische Untersuchung schließt sich bei vielen Krankheitsbildern die radiologische Diagnostik an: Hierbei stellen die Abdomenübersichtsaufnahme im Stehen oder in Linksseitenlage (freie intraabdominelle Luft, Ileus) sowie die Sonographie (freie intraabdominelle Flüssigkeit, Erkrankungen der Gallenwege, Appendizitis, Pankreatitis etc.) die initialen diagnostischen Schritte dar (◘ **Tab. 2**). Wird mittels Sonographie ein unklarer intraabdomineller Verhalt detektiert, erlaubt die diagnostische Punktion wichtige Aussagen zur Genese der intraabdominellen Flüssigkeitsansammlung. Neben Hinweisen auf eine entzündliche Genese (Zellzahl, Anteil der Granulozyten) können laborchemische Untersuchungen der Aszitesflüssigkeit konkrete Hinweise auf spezifische Krankheitsbilder geben (Nachweis von erhöhten Konzentrationen an Amylase, Lipase bzw. Bilirubin bei Hohlorganperforationen).

Bleibt die Diagnose unklar, stellt die Computertomographie (CT) den Goldstandard in der Diagnostik des akuten Abdomens dar [6]. Dies gilt im speziellen für den immunsupprimierten Patienten oder bei kompliziertem Verlauf nach viszeralchirurgischen Operationen (postoperative Peritonitis). Auch im Falle eines sedierten beatmeten Intensivpatienten ist die Indikation zur Fokussuche mithilfe der CT großzügig zu stellen, da klinische Zeichen maskiert sind und jede Zeitverzögerung in der Diagnostik und Therapie mit einer erhöhten Letalität einhergeht. Zusätzlich kann bei entsprechender Anamnese eine endoskopische Beurteilung der Darmschleimhaut (Ischämieausschluss, Beurteilung von Darmanastomosen) angezeigt sein. In dubio stellt die **explorative Laparoskopie/-tomie** die Ultima Ratio dar. Es gilt überspitzt das chirurgische Prinzip „Eine negative Laparotomie ist besser als eine positive Autopsie".

In ◘ **Tab. 2** sind obligate diagnostische und therapeutische Erstmaßnahmen zusammengefasst, die noch vor einer chirurgischen Vorstellung erfolgen sollten.

Nach viszeralchirurgischer Operation hat eine Peritonitis mit septischem Verlauf bei akutem Abdomen eine 1-Jahres-Letalität von bis zu 77,4%

Die Diagnose akutes Abdomen bleibt eine rein klinische

Bei unklarer Diagnose stellt die Computertomographie den Goldstandard in der Diagnostik des akuten Abdomens dar

Tab. 1 Klassifikation und Ursachen der Peritonitis. (Adaptiert nach [4, 5])

Klassifikation	Ursachen
Primäre Peritonitis	Hämatogene Peritonitis im Kindsalter
	Spontane bakterielle Peritonitis bei vorbestehendem Aszites (z. B. bei Leberzirrhose)
	Tuberkulöse Peritonitis
	Hämatogene, lymphogene und intraluminale Keiminvasion
Sekundäre Peritonitis	Hohlorganperforation, z. B. bei:
	– Akuter Sigmadivertikulitis
	– Cholecystitis acuta
	– Appendicitis acuta
	– Toxischem Megakolon
	– Ulcus ventriculi aut duodeni
	Durchwanderungsperitonitis, z. B. bei:
	– Mesenterialischämie
	– Toxischem Megakolon
	– Ileus
	Posttraumatische Peritonitis
	Postoperative Peritonitis, z. B. bei:
	– Anastomoseninsuffizienz
	– Ischämischer Perforation
Tertiäre Peritonitis	Persistierende/therapierefraktäre Peritonitis bei Immunsuppression
Quartäre Peritonitis	Iatrogener Abszess
	CAPD-assoziierte Peritonitis

CAPD „continuous ambulatory peritoneal dialysis".

Tab. 2 Diagnostische Erstmaßnahmen bei einem Patienten mit akutem Abdomen	
Obligat	Anamnese und klinische Untersuchung
	Vitalparameter (Blutdruck nach Riva-Rocci, Puls, Temperatur, Sauerstoffsättigung)
	Blutgasanalyse, Blutzuckermessung
	Venöser Zugang, Notfallblutanalyse (mit Serumlaktat)
	Blutgruppenbestimmung mit Kreuzprobe
	Ggf. Magensonde bei Erbrechen
	Abdomensonographie
	Abdomenleeraufnahme (stehend oder in Linksseitenlage)
	Urinstatus
Fakultativ	Einlauf und abführende Maßnahmen
	Computertomographie (CT, ggf. CT-Angiographie)
	Endoskopie
	Interdisziplinäre Vorstellung

Keimspektrum

Fast immer handelt es sich bei sekundären Peritonitiden um **Mischinfektionen**, die durch eine Kontamination der per se sterilen Abdominalhöhle mit Keimen der natürlichen Darmflora entstehen: Zu 44–53% sind gramnegative Enterobakterien (z. B. *Escherichia coli*) in Kultur vertreten. Weiterhin gelingt der Nachweis von *Klebsiella pneumoniae* in 5–7% der Fälle. Grampositive Kokken (32–36%), wie Enterokokken (17–21%) und Anaerobier (6–14%), stellen weitere häufige Erreger dar. Gerade für den Intensivmediziner von Bedeutung ist die Tatsache, dass Hefen mit 4–9% ein vielfach unterschätztes Problem gerade für kritisch kranke Patienten darstellen können [12].

Während „community acquired intraabdominal infections" (CA-IAI) größtenteils durch Anaerobier und Enterobakterien verursacht werden, sind Patienten mit „hospital acquired abdominal infections" (>48 stündiger Krankenhausaufenthalt) neben gramnegativen Enterobakterien zu hohem Anteil mit grampositiven Enterokokken infiziert [7, 12].

Gerade komplizierte Verläufe post operationem oder intraabdominelle Infektionen bei immunsupprimierten Patienten gehen oftmals mit intraabdominellen (und systemischen) Pilzinfektionen einher. Dabei gelingt in 80–90% der Nachweis von Candida spp. [8]. Neben gastrointestinalen Perforationen (Anastomoseninsuffizienz, Durchwanderungsperitonitis), stellt die Immunsuppression beispielsweise nach Organtransplantation nachweislich einen Risikofaktor für eine Kandidaperitonitis dar.

> In 80–90% gelingt der Nachweis von Candida spp.

Therapie des akuten Abdomens

Fast alle Krankheitsbilder, die das klinische Zeichen eines akuten Abdomens bedingen, gehen mit einem entzündlichen intraabdominellen Fokus einher. Das daraus resultierende septische Geschehen bedingt eine inakzeptabel hohe Letalität, sodass sowohl die Diagnostik als auch die Therapie rasch erfolgen müssen. Das akute Abdomen mit der daraus fast zwangsläufig resultierenden Sepsis stellt einen absoluten Notfall dar. Wie für den Myokardinfarkt oder ein Polytrauma existiert für den septischen Patienten die „surviving sepsis campaign guideline", die zuletzt im Februar 2013 aktualisiert wurde [3]. Die **chirurgische Herdsanierung** ist dabei von herausragender Bedeutung und wird durch die antimikrobielle Therapie und die Intensivmedizin unterstützt.

> Das akute Abdomen mit der daraus fast zwangsläufig resultierenden Sepsis stellt einen absoluten Notfall dar

Diese 3 Säulen der Therapie machen deutlich, dass ein Patient mit akuter septischer Gallenblase in der zentralen Notaufnahme keineswegs nur der notfallmäßigen chirurgischen Therapie bedarf, sondern bei Vorliegen von Organfunktionsstörungen auch supportive (intensivmedizinische) Maßnahmen sowie eine rasche Breitspektrumantibiose erhalten muss, um ein optimales Outcome zu erreichen. Eine rasche Diagnostik und Therapie sind nachweislich lebensrettend. Einen Sonderfall stellen Patienten mit Pankreatitis dar, die heute solange wie möglich konservativ bzw. bei biliärer Genese interventionell therapiert werden.

> Patienten mit Pankreatitis werden solange wie möglich konservativ bzw. bei biliärer Genese interventionell therapiert

Chirurgische Fokussanierung

Bereits im Jahre 1889 prägte der Chirurg Johann von Mikulcz-Radecki wie kein anderer die Grundlagen der chirurgischen Therapie des akuten Abdomens. In einer rasch durchzuführenden Operation, gefolgt von einer Lavage der Bauchhöhle, sollte die Ursache der Infektion behoben werden. Natürlich hat sich dank laparoskopischer Verfahren längst für viele Krankheitsbilder ein minimalinvasiver Zugang zur Infektsanierung durchgesetzt (laparoskopische Appendektomie, laparoskopische Cholezystektomie, **Abb. 2**). Nichtsdestotrotz stellt die **mediane Laparotomie** immer noch für viele Notfalloperationen beim akuten Abdomen den Standardzugang zur Bauchhöhle dar. Minimalin-

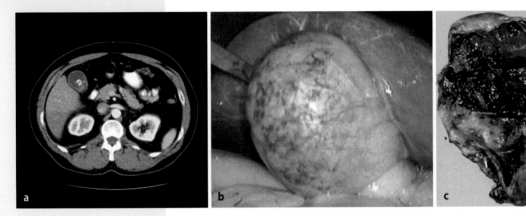

Abb. 2 ▲ Eine der heutzutage standardmäßig laparoskopisch durchgeführen Operationen zur Sanierung des intraabdominellen entzündlichen Fokus stellt die laparoskopische Cholezystektomie dar. In der Computertomographie zeigte sich bei diesem Patienten eine massive Wandverdickung der Gallenblase (**a**). Intraoperativer Befund (**b**), Präparat (**c**)

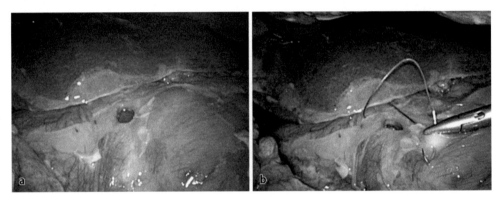

Abb. 3 ▲ Beispiel einer punktförmigen Ulkusperforation (**a**) unter Einnahme von nichtsteroidalen Entzündungshemmern. Auf eine Computertomographie war bei Nachweis von freier intraabdomineller Luft präoperativ verzichtet worden. Zur Lokalisationsdiagnostik der Perforationsstelle wurde eine diagnostische Laparoskopie durchgeführt. Daraufhin erfolgte die laparoskopische Biopsie und Übernähung der Perforationsstelle (**b**)

vasive Zugänge haben den Vorteil, dass sie zum einen eine niedrigere Komplikationsrate aufweisen, zum anderen für den Patienten weniger belastend sind und einen geringeren Transfer von infektiösem Material auf nichtbetroffene abdominelle Areale verursachen (◘ **Abb. 3**). Voraussetzung hierfür ist jedoch, dass die Lungenfunktion des Patienten die Insufflation von CO_2 in die Bauchhöhle (sog. Kapnoperitoneum) erlaubt.

Bei eng umschriebenen entzündlichen Verhalten stellt die CT- oder sonographiegesteuerte Drainage eine sinnvolle Alternative zum chirurgischen Vorgehen dar. So kann ein Abszess in der Bauchhöhle oder eine Nekrosestraße im Rahmen einer akuten Pankreatitis elegant radiologisch-interventionell drainiert und der Infekt so nichtchirurgisch saniert werden, auch wenn oftmals durch radiologische Interventionen alleine die eigentliche Ursache nicht behoben werden kann.

Die mediane Laparotomie erlaubt dem Chirurgen beim kritisch kranken Patienten eine ausreichende Sicht und Handlungsfähigkeit, da sie je nach intraoperativem Befund problemlos nach kranial oder kaudal erweitert werden kann. Bei ausgeprägter (4-Quadranten-)Peritonitis kann die septische Flüssigkeitseinlagerung in die Viszera und die Bauchdecke zu einer gewaltigen Volumenvermehrung führen und so einen primären Verschluss der Bauchdecke unmöglich machen. Hier kommen Alternativverfahren (Netzimplantation als Faszienersatz oder abdominelles V.A.C®-System) zum temporären Verschluss des Abdomens zum Einsatz.

Wird ein primärer Verschluss des Bauchs durchgeführt, so kann es post operationem zu einer Druckerhöhung in der Bauchhöhle, dem sog. Kompartmentsyndrom, kommen. Klinisch ist das akute Kompartmentsyndrom durch erhöhte **Beatmungsdrücke** und die Zeichen eines **akuten Nierenversagens** gekennzeichnet. Eine Erhöhung des Blasendrucks >20 mmHg ist ein weiterer Hinweis auf ein intraabdominelles Kompartmentsyndrom.

Eine peritonitisbedingte deutliche Volumenvermehrung kann einen primären Verschluss der Bauchdecke unmöglich machen

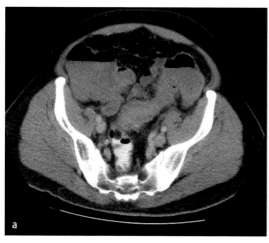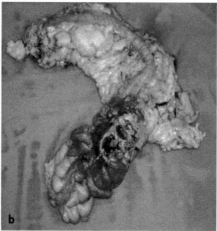

Abb. 4 ▲ Zeichen einer akuten Sigmadivertikulitis in der Computertomographie (**a**). Im Falle der freien Wandperforation erfolgte bei dem in Abbildung **b** gezeigten Befund eine Notfalloperation nach Hartmann sowie eine Lavage der Peritonealhöhle

Die chirurgische bzw. radiologisch-interventionelle Fokussanierung („source control") sollte umgehend und baldmöglich erfolgen [9]. Leitliniengemäß ist ein Zeitintervall von 12 h zwischen Diagnosestellung und Hautschnitt vertretbar [3]. Interessanterweise sind jedoch Studien zur „time-to-intervention" rar. Ist es sinnvoll, einen Notfallpatienten mit einer Hohlorganperforation umgehend zu operieren, oder sollte eine präoperative intensivmedizinische Stabilisierung erfolgen? Hier sind die von den Leitlinien vorgegebenen Zeitangaben sicherlich unzureichend. Aus pathophysiologischer Sicht ist der chirurgischen Fokussanierung eindeutig der Vorzug zu geben [10].

> Bei chirurgischer Fokussanierung ist ein Zeitintervall von 12 h zwischen Diagnosestellung und Hautschnitt vertretbar

Wahl der chirurgischen Maßnahmen

Es existieren keinerlei Kontraindikationen zur chirurgischen Fokussanierung. Allein die Wahl des operativen Verfahrens kann in Abhängigkeit vom klinischen Zustand des Patienten stark variieren. Perforationen proximal des Treitz-Bands, also von Magen und Duodenum, werden i. d. R. exzidiert und übernäht, wohingegen entzündliche, traumatische oder Tumorperforationen im Dünndarmbereich mittels **Segmentresektionen** saniert werden.

Die Behandlung von Perforationen im Kolonbereich hängt vom Allgemeinzustand des Patienten und vom Ausmaß des intraabdominellen entzündlichen Geschehens ab. Hochrisikokonstellationen können oftmals die Vermeidung einer Anastomose und die Anlage von endständigen Stomata erforderlich machen. Hier ist als klassische Notfalloperation die Operation nach Hartmann zu nennen: Bei einem entzündlichen Fokus im Bereich des Colon sigmoideum (z. B. perforierte Sigmadivertikulitis, Ischämie des Sigmas) kann so das Sigma zwar reseziert, jedoch eine Anastomosierung von Colon descendens und Rektum zunächst unterlassen werden (**◘ Abb. 4**). Stattdessen wird letzteres blind verschlossen (sog. Hartmann-Stumpf) und das Colon descendens als Descendostoma ausgeleitet.

> Als klassische Notfalloperation ist die Operation nach Hartmann zu nennen

Erst nach einem (peritonitisfreien) Intervall von etwa 3–6 Monaten kann die Darmkontintuität offen chirurgisch und elektiv rekonstruiert werden.

Diese Notfalloperationen haben v. a. dann Bedeutung, wenn das Risiko für eine Anastomoseninsuffizienz hoch ist und Operationstrauma bzw. Operationszeit möglichst gering gehalten werden müssen („damage control surgery", [11]).

Indikationen zur Second-look-Operation

Spätestens seit der Arbeit von van Ruler et al. [12] gilt es als erwiesen, dass die Relaparotomie bei einem Patienten mit einem abdominellen entzündlichen Fokus nur dann erfolgen sollte, wenn es die klinische Situation erfordert, wenn also die initiale Fokussanierung nicht erfolgreich war („on demand relaparotomy"). Das Konzept der auf jeden Fall geplanten Relaparotomie („staged relaparotomy") zur erneuten Beurteilung und Spülung des peritonitischen Bauchs bringt keinerlei Vorteile, und geht stattdessen nur mit einer erhöhten Morbidität einher. In der Praxis hat sich eine Kombination aus On-demand- und geplanter Relaparotomie durchgesetzt. Bei Patienten mit klinischer Verschlechterung oder ausbleibender klinischer Verbesserung und mit einer realistischen Wahr-

> In der Praxis hat sich eine Kombination aus On-demand- und geplanter Relaparotomie durchgesetzt

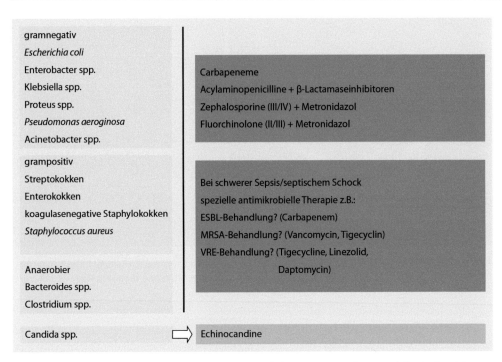

Abb. 5 ▲ Keimspektrum und mögliche Breitspektrumantibiotika bei einem septischen intraabdominellen Fokus. *ESBL* Extended-Spektrum-β-Laktamase, *MRSA* methicillinresistente *Staphylococcus aureus*, *VRE* vancomycinresistente Enterokokken (Modifiziert nach [11])

scheinlichkeit für das Vorliegen einer intraabdominellen Infektursache besteht Indikation zur Relaparotomie „on demand". Bei Patienten mit einer bereits primär schweren generalisierten Peritonitis bzw. intraabdominellen Nekrosen sollte eine geplante Relaparotomie 36–48 h nach der Indexlaparotomie erfolgen, um zusätzliche chirurgische Maßnahmen im Hinblick auf die verbliebene Peritonitis oder auf einen neuen infektiösen intraabdominellen Fokus durchführen zu können [13].

Ein wichtiges Beispiel für dieses kombinierte Konzept ist die **Mesenterialischämie**, die auch heute noch einen „second look" 24 oder 48 h nach der initialen Notfalloperation erforderlich machen kann, um die Durchblutung des Restdarms zu beurteilen.

Antimikrobielle Pharmakotherapie

Priorität hat die Abnahme von Blutkulturen und die initiale Antibiotikagabe innerhalb von 60 min nach Diagnosestellung [14, 15]. Dabei ist der septische Patient mit einem akuten Abdomen gemäß der **Tarragona-Strategie** („hit hard and early") initial mit einem Breitspektrumantibiotikum zu behandeln. Dabei erfordert die initiale Sepsistherapie eine relativ höhere Dosis an Antibiotika, wie anhand von Drug-Monitoring-Studien gezeigt werden konnte [16]. Hierbei sollte ebenfalls die hausinterne Resistenzlage der Erreger berücksichtig werden. Da es sich i. d. R. um Mischinfektionen handelt, müssen zwingend Anaerobier in das Spektrum miteinbezogen werden [17].

Wurden frühzeitig Blutkulturen und Proben beispielsweise aus Abszesshöhlen, Wunden oder Drainagen gewonnen, kann auf eine antibiogrammgerechte antimikrobielle Therapie deeskaliert werden.

Echinocandine sind bei intraabdominellen Kandidainfektionen erste Wahl

Beim immunsupprimmierten Patienten oder bei kompliziertem postoperativem Verlauf mit rezidivierenden Darmleckagen sollte bei entsprechendem Keimnachweis eine antimykotische Therapie in Erwägung gezogen werden [15]. Hier spielen Candida ssp. die zentrale Rolle. Echinocandine sind bei intraabdominellen Infektionen erste Wahl [18]. Die antimykotische Pharmakotherapie sollte erst 2 Wochen nach Vorliegen eines negativen Kandidanachweises abgesetzt werden (◘ **Abb. 5**, [15]).

Intensivmedizinische supportive Maßnahmen und perioperatives Management

Nachweislich führt eine möglichst frühzeitig eingeleitete hämodynamische Stabilisierung zu einem verbesserten Überleben des septischen Patienten mit einem akuten Abdomen [19, 22]. Ob hier eine

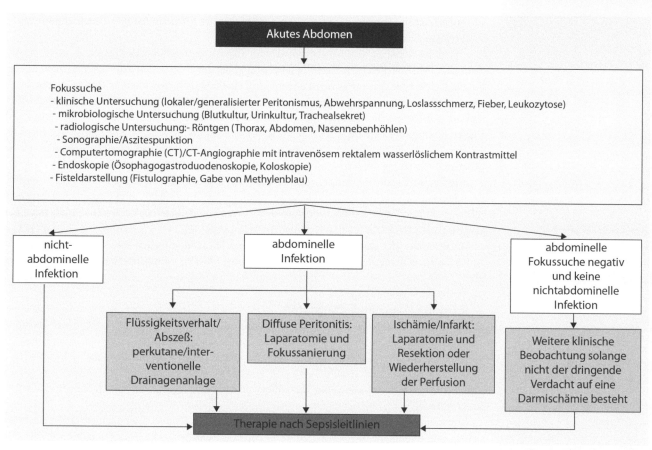

Abb. 6 ▲ Therapiealgorithmus für den septischen Patienten mit einer sekundären Peritonitis

spezielle zielgrößenorientierte Therapie („early goal directed therapy") erforderlich ist, ist Gegenstand aktueller Diskussion [20, 21]. Im Fall einer Hypotonie oder einer erhöhten Laktatkonzentration (>4 mmol/l) in der initialen Blutentnahme sollte kristalloide Flüssigkeit zugeführt werden. Der initial erhöhte Laktatspiegel sollte nach 6 h erneut kontrolliert werden. Ein Absinken des Werts um >10% innerhalb von 6 h oder eine S_vO_2 von >70% sind klar definierte Ziele primärer intensivmedizinischer Maßnahmen, wobei Studien zeigten, dass interessanterweise neben einer zu niedrigen auch eine zu hohe zentralvenöse Sauerstoffsättigung in der initialen Phase der Sepsistherapie mit einer erhöhten Letalität assoziiert sind [22]. Weitere Zielparameter sind:

- mittlerer arterielle Druck >65 mmHg und
- zentraler Venendruck (ZVD) 8–12 mmHg.

Zum Erreichen dieser Ziele innerhalb der ersten 6 h stehen neben einer forcierten **Volumentherapie** auch Katecholamine zur Verfügung. Hydroxyethylstärke (HES) sollte seit Oktober 2013 bei intensivmedizinischen Patienten mit einer intraabdominellen Sepsis nicht mehr eingesetzt werden, da nicht zuletzt die Efficacy-of-Volume-Substitution-and-Insulin-Therapy-in-Severe-Sepsis(VISEP)- und die 6S-Studie belegen konnten, dass HES-Lösungen die Nierenfunktion negativ beeinflussen und zu einer erhöhten Rate an Hämofiltration auf der Intensivstation führen [23–26]. Ein Überlebensvorteil durch die Applikation von HES konnte auch in der Crystalloids-for-the-resuscitation-of-the-critically-ill(CRISTAL)-Studie nicht gezeigt werden, sodass eine Gabe derzeitig nicht zu rechtfertigen ist [27]. Auch eine Substitution von Albumin zeigte in der Sepsis keinen signifikanten Überlebensvorteil (Albios-Studie, [28])

Als Katecholamine sollten eingesetzt werden:

- Noradrenalin (1. Wahl), im Falle eines katecholaminrefraktären septischen Schocks ggf. in Kombination mit Vasopressin (0,03 U/min),
- Dobutamin (bis 20 μg/kg/min), ist in therapeutische Überlegungen miteinzubeziehen, wenn Hinweise auf eine kardiale Dysfunktion (z. B. „low output" oder Laktatanstieg) oder persistie-

Bei Hypotonie oder einer Laktatkonzentration (>4 mmol/l) in der initialen Blutentnahme sollte kristalloide Flüssigkeit zugeführt werden

Hydroxyethylstärke sollte bei intensivmedizinischen Patienten mit einer intraabdominellen Sepsis nicht mehr eingesetzt werden

rende Zeichen einer Hypoperfusion trotz ausreichender Volumentherapie (durchschnittlicher arterieller Druck >65 mmHg) bestehen.

Trotz aller Fehlerquellen (z. B. Rechtsherzbelastung) gilt der ZVD in den aktuellen Leitlinien weiterhin als Zielwert für den septischen Patienten mit einem akuten Abdomen, er darf jedoch nicht als alleiniger Parameter und nur im Verlauf zur Anwendung kommen. Es stehen heute zusätzliche Verfahren des **funktionellen Monitorings** („pulse-induced contour cardiac output", FloTrac Sensor und Vigileo Monitor der Fa. Edwards Lifescience, Vena-cava-inferior-Kollaps, „leg raising") gemeinsam mit der Echokardiographie zur Verfügung, die speziell bei gleichzeitiger kardialer Erkrankung eine genauere Beurteilung der Kreislauffunktion und des Flüssigkeitsbedarfs erlauben [29–32].

Allerdings sollte die Bedeutung einer zielgerichteten Kreislauftherapie nicht überschätzt werden. Kommen Fokussanierung und antibiotische Therapien früh und effektiv zum Einsatz, so scheint eine relativ große Bandbreite kardiozirkulatorischer Therapiemodalitäten zu existieren, die alle mit einer vergleichbaren Prognose für den Patienten assoziiert sind [32].

Die Beatmung des septischen Patienten mit einem intraabdominellen Fokus sollte –speziell beim Auftreten eines Acute Respiratory Distress Syndrome (ARDS) – lungenprotektiv erfolgen. Hierbei gilt:

- Titalvolumen 6–8 ml/kgKG,
- maximaler Plateaudruck <30 cm H_2O,
- Bauchlagerung bei schwerer Oxygenierungsstörung (Horowitz-Quotient <150) innerhalb von 12–24 h [33],
- ausreichendes Vorhandensein von Sauerstoffträgern (Zielwert für Hämoglobin >4,3 mmol/l).

Operationsvorbereitend sollte eine Thrombozytenzahl von >50.000/mm^3 durch Substitution angestrebt werden.

Nur wenige Eingriffe verbieten per se den unverzüglichen Beginn einer postoperativen enteralen Ernährung. Allein eine niedrige Basalrate an enteraler Kost beugt der Zottenatrophie vor [34]. Für den intensivpflichtigen Patienten, bei dem eine enterale Ernährung nicht möglich ist, empfiehlt die „surviving sepsis campaign guideline" eine alleinige Glukosesubstitution in den ersten 48 h post operationem ergänzt durch eine kalorienarme parenterale Ernährung (<500 kcal/d), wobei diese Empfehlungen nicht unumstritten sind [34]. Die European Society for Clinical Nutrition and Metabolism (ESPEN) empfiehlt z. Z. bei kritisch kranken Patienten mit hoher Letalität in der Akutphase die Zufuhr von mindestens 1200–1400 kcal/Tag [35].

Adjunktive Therapiemaßnahmen

In den vergangenen Jahren haben viele Therapieansätze die Hoffnung geschürt, als additive Maßnahmen die Prognose kritisch kranker Patienten zu verbessern. Trotz hoffnungsvoller initialer Studien wurde aktiviertes Protein C (rhAPC) nach der PROWESS-SHOCK-Studie („prospective recombinant human activated protein C worldwide evaluation in severe sepsis and septic shock") sogar aus den Empfehlungen verbannt [36, 37]. Von allen adjunktiven Therapieoptionen wird allein Hydrokortison im Falle eines schweren therapierefraktären septischen Schocks (200 mg/Tag) von den aktuellen Leitlinien noch empfohlen.

Inhomogen und v. a. bisher unzureichend ist die Studienlage zu polyklonalen Immunglobulinen, Antioxidantien und Selen [38, 39]. Trotz der negativen Ergebnisse der REDOXS-Studie („reducing deaths due to oxidative stress") kann weiter zu einer parenteralen **Glutaminsupplementierung** geraten werden, falls die empfohlenen Dosierungen berücksichtigt und geeignete Patienten (parenterale Ernährung in Abwesenheit eines Multiorganversagens) behandelt werden [40]. In ◻ **Abb. 6** ist die Therapie im Sinne eines Algorithmus zusammengefasst.

Die Beatmung des septischen Patienten mit einem intraabdominellen Fokus sollte lungenprotektiv erfolgen

ESPEN empfiehlt bei kritisch kranken Patienten mit hoher Letalität in der Akutphase die Zufuhr von mindestens 1200–1400 kcal/Tag

Fazit für die Praxis

- Ein sog. akuter Bauch liegt vor, wenn Schmerzen seit maximal 48 h bestehen, von Erbrechen begleitet sind und mit Abwehrspannung bzw. Loslassschmerz einhergehen.
- Im Falle einer verzögerten Identifikation und Therapie kann das akute Abdomen bei Entwicklung einer Peritonitis mit schwerem septischen Krankheitsverlauf und hoher Letalität einher gehen.
- Diagnostische Hinweise für ein akutes Abdomen liefern die labormedizinische und radiologische Untersuchung. Die Diagnose bleibt aber eine rein klinische.
- Das akute Abdomen mit resultierender Sepsis stellt eine absolute Notfallsituation dar. Therapeutisch nimmt die chirurgische Herdsanierung unterstützt von antimikrobieller Therapie und supportiver Intensivmedizin eine herausragende Bedeutung ein.

Korrespondenzadresse

Dr. A. Hecker
Klinik für Allgemein-, Viszeral-, Thorax-, Transplantations- und Kinderchirurgie,
Universitätsklinikum Gießen und Marburg GmbH, Standort Gießen
Rudolf-Buchheim-Str. 7, 35392 Gießen
andreas.hecker@chiru.med.uni-giessen.de

Einhaltung ethischer Richtlinien

Interessenkonflikt. A. Hecker, B. Hecker, K. Kipfmüller, J. Holler, E. Schneck, M. Reichert, M.A. Weigand, W. Padberg und M. Hecker geben an, dass kein Interessenkonflikt besteht.

Dieser Beitrag beinhaltet keine Studien an Menschen oder Tieren.

Literatur

1. Grundmann RT, Petersen M, Lippert H, Meyer F (2010) The acute (surgical) abdomen – epidemiology, diagnosis and general principles of management. Z Gastroenterol 48:696–706
2. Miettinen P, Pasanen P, Lahtinen J (1996) Acute abdominal pain in adults. Ann Chir Gynaecol 85:5–9
3. Dellinger RP et al (2013) Surviving sepsis campaign: international guidelines for management of severe sepsis and septic shock: 2012. Crit Care Med 41:580–637
4. Hartl W, Kuppinger D, Vilsmaier M (2011) Sekundäre Peritonitis. Zentralbl Chir 136:11–17
5. Hecker A, Seiler CM, Knaebel HP et al (2014) Peritonitis, intraabdominelle Infektion und postoperative Sepsis. In: Reinhart K, Welte T, Weigand M, Van Aken HK (Hrsg) Lehrbuch Intensivmedizin, 3. Aufl. Thieme-Verlag Stuttgart
6. Reinhart K, Brunkhorst FM, Bone H-G et al (2010) Prävention, Diagnose, Therapie und Nachsorge der Sepsis – Leitlinien der Deutschen Sepsis-Gesellschaft und der Deutschen Interdisziplinären Vereinigung für Intensiv- und Notfallmedizin, http://www.sepsis-gesellschaft.de/cgi-bin/WebObjects/DsgCMS.woa/1/wr?wodata=Media%2FDSG%2FMedien%2FPDFs%2FSepsis-Leitlinie-2010Lcitlinie-Sepsis-2010-05-05.pdf398375550x766. Zugegriffen: 20. August 2014
7. Roehrborn A et al (2001) The microbiology of postoperative peritonitis. Clin Infect Dis 33:1513–1519
8. Engel C et al (2007) Epidemiology of sepsis in Germany: results from a national prospective multicenter study. Intensive Care Med 33:606–618
9. Bloos F, Thomas-Rüddel D, Rüddel H et al (2014) Impact of compliance with infection management guidelines on outcome in patients with severe sepsis: a prospective observational multicenter study. Crit Care 18(2):R42 (ahead of print)
10. Hecker M, Mayer K, Askevold I et al (2014) Acute pancreatitis. Anaesthesist 63(3):253–263
11. Hecker A, Uhle F, Schwandner T et al (2014) Diagnostics, therapy and outcome prediction in abdominal sepsis: current standards and future perspectives. Langenbecks Arch Surg 399(1):11–22
12. Van Ruler O et al (2007) Comparison of on-demand vs planned relaparotomy strategy in patients with severe peritonitis: a randomized trial. JAMA 298:865–872
13. Rüttinger D, Kuppinger D, Hölzwimmer M et al (2012) Acute prognosis of critically ill patients with secondary peritonitis: the impact of the number of surgical revisions, and of the duration of surgical therapy. Am J Surg 204:28–36
14. Funk D, Sebat F, Kumar A (2009) A systems approach to the early recognition and rapid administration of best practice therapy in sepsis and septic shock. Curr Opin Crit Care 15:301–307
15. Schneck E, Schneck F, Holler JP et al (2014) Sepsis mit intraabdominellem Fokus – eine interdisziplinäre Herausforderung. Intensivmed Up2date 10(01):17–38
16. De Waele JJ, Carrette S, Carlier M et al (2014) Therapeutic drug monitoring-based dose optimisation of piperacillin and meropenem: a randomised controlled trial. Intensive Care Med 40(3):380–387

17. Bodman K-F, Grabein B (2010) Empfehlungen zur kalkulierten parenteralen Initialtherapie bakterieller Erkrankungen bei Erwachsenen – Update 2010. http://www.hygiene-luebeck.uk-sh.de/uksh_media/Dateien_Kliniken_Institute+/Diagnostikzentrum/Mikrobiologie_HL/Leitlinien/Initialtherapie+bakterieller+Erkrankungen+bei+Erwachsenen.pdf. Zugegriffen: 20. Auguts 2014

18. Cornely OA et al (2012) ESCMID guideline for the diagnosis and management of Candida diseases 2012: non-neutropenic adult patients. Clin Microbiol Infect 18(Suppl 7):19–37

19. Rivers E et al (2001) Early goal-directed therapy in the treatment of severe sepsis and septic shock. N Engl J Med 345:1368–1377

20. The ProCESS Investigators (2014) A randomized trial of protocol-based care for early septic shock. N Engl J Med 370:1683-1693

21. Asfar P, Meziani F, Hamel JF et al (2014) High versus low blood-pressure target in patients with septic shock. N Engl J Med 370(17):1583–1593

22. Pope JV et al (2010) Multicenter study of central venous oxygen saturation as a predictor of mortality in patients with sepsis. Ann Emerg Med 55:40–46

23. Rehm M (2013) Anwendungsbeschränkung für Hydroxyäthylstärke. Anaesthesist 62:644–655

24. Brunkhorst FM et al (2008) Intensive insulin therapy and pentastarch resuscitation in severe sepsis. N Engl J Med 358:125–139

25. Perner A et al (2012) Hydroxyethyl starch 130/0.42 versus Ringer's acetate in severe sepsis. N Engl J Med 367:124–134

26. The Royal College of Anaesthetists (2013) Risk Benefit of HES Solutions questioned by EMA – Position Statement by the Faculty of Intensive Care Medicine, the Royal College of Anaesthesists, the Intensive Care Society and the College of Emergency Medicine. http://www.rcoa.ac.uk/news-and-bulletin/rcoa-news-and-statements/risk-benefit-of-hes-solutions-questioned-ema. Zugegriffen: 20. August 2014

27. Annane D et al (2013) Effects of fluid resuscitation with colloids vs crystalloids on mortality in critically ill patients presenting with hypovolemic shock: the CRISTAL randomized trial. JAMA 310(17):1809–1817

28. Caironi P, Tognoni G, Masson S et al (2014) Albumin replacement in patients with severe sepsis or septic shock. N Engl J Med 370(15):1412–1421

29. Carl M et al (2007) Guidelines for intensive care in cardiac surgery patients: haemodynamic monitoring and cardio-circulatory treatment guidelines of the German Society for Thoracic and Cardiovascular Surgery and the German Society of Anaesthesiology and Intensive Care Medi. Thorac Cardiovasc Surg 55:130–148

30. Nguyen VT, Ho JE, Ho CY et al (2008) Handheld echocardiography offers rapid assessment of clinical volume status. Am Heart J 156:537–542

31. Litton E, Morgan M (2012) The PiCCO monitor: a review. Anaesth Intensive Care 40:393–409

32. ProCESS Investigators, Yealy DM, Kellum JA et al (2014) A randomized trial of protocol-based care for early septic shock. N Engl J Med 370:1683–1693

33. Lemyze M, Mallat J, Thevenin D (2013) Prone positioning in the acute respiratory distress syndrome. N Engl J Med 369:980

34. Hecker M, Felbinger TW, Mayer K (2013) Nutrition and acute respiratory failure. Med Klin Intensivmed Notfmed 108(5):379–383

35. Singer P, Berger MM, Van den Berghe G et al (2009) ESPEN guidelines on parenteral nutrition: intensive care. Clin Nutr 28:387–400

36. Nadel S et al (2007) Drotrecogin alfa (activated) in children with severe sepsis: a multicentre phase III randomised controlled trial. Lancet 369:836–843

37. Abraham E et al (2005) Drotrecogin alfa (activated) for adults with severe sepsis and a low risk of death. N Engl J Med 353:1332–1341

38. Alejandria MM, Lansang MAD, Dans LF, Mantaring JB III (2013) Intravenous immunoglobulin for treating sepsis, severe sepsis and septic shock. Cochrane Database Syst Rev 9

39. Manzanares W, Dhaliwal R, Jiang X et al (2012) Antioxidant micronutrients in the critically ill: a systematic review and meta-analysis. Crit Care 16(2):R66

40. Wischmeyer PE, Dhaliwal R, McCall M et al (2014) Parenteral glutamine supplementation in critical illness: a systematic review. Crit Care 18(2):R76

Notfall Rettungsmed 2015 · 18:233–248
DOI 10.1007/s10049-015-0012-1
Online publiziert: 7. Mai 2015
© Springer-Verlag Berlin Heidelberg 2015

M. Pook[1,3] **· W. Trägner**[2] **· Maximilian Gahr**[1] **· B.J. Connemann**[1] **· C. Schönfeldt-Lecuona**[1]

[1] Klinik für Psychiatrie und Psychotherapie III, Universitätsklinik Ulm, Deutschland
[2] Landgericht Ulm, Deutschland
[3] BDH-Klinik Elzach – Fachklinik für neurologische Rehabilitation, Elzach, Deutschland

Psychiatrische Notfälle im Notfall- und Rettungswesen

Diagnostische, therapeutische und rechtliche Grundlagen

Zusammenfassung

Psychiatrische Notfälle machen über 10 % der im Rettungsdienst versorgten Patienten aus. Die Versorgung dieser Notfälle im präklinischen Setting stellt den Notarzt und das Rettungsteam vor besondere Herausforderungen und führt oft zu Verunsicherung, insbesondere bei akuter Eigen- oder Fremdgefährdung oder fehlender Kooperation des Patienten. Die diagnostische Einordnung und Behandlungsplanung basiert präklinisch auf dem Erkennen bestimmter Konstellationen psychischer Symptome. Das vertrauensvolle und wertschätzende ärztliche Gespräch spielt eine wichtige Rolle und reicht oft aus, um eine Abwendung akuter Gefahr und die Bereitschaft zur fachpsychiatrischen Vorstellung zu erreichen. In die Anamnese müssen eigene Beobachtungen und die Fremdanamnese einbezogen werden. Wird eine Medikation benötigt, sind Benzodiazepine die Medikamente der Wahl. Es kann notwendig werden, die Polizei hinzuzuziehen und freiheitsentziehende Maßnahmen anzuwenden.

Schlüsselwörter

Alkoholbezogene Störungen · Psychomotorischer Erregungszustand · Psychiatrische Störungen · Verhandeln · Konfliktlösung

Lernziele

Nach der Lektüre dieses Beitrags…
— kennen Sie die Relevanz psychiatrischer Notfälle für die notärztliche Tätigkeit und Besonderheiten der präklinischen Situation.
— können Sie die diagnostisch wichtigen Symptomkonstellationen wiedergeben.
— kennen Sie die wichtigen Inhalte der Notfallanamnese und -untersuchung.
— sind Ihnen die Grundprinzipien der Behandlung psychiatrischer Notfälle geläufig.
— wissen Sie, wichtige rechtliche Grundlagen Ihrer Tätigkeit einzuschätzen.

Hintergrund

Möglicherweise lebensbedrohliche Zustände müssen erkannt werden

Bei psychiatrischen Notfällen im Rettungsdienst geht es in erster Linie darum, möglicherweise lebensbedrohliche selbst- oder fremdgefährdende, auf einer psychischen Störung beruhende Zustände zu erkennen und mit den Mitteln des Notarztes korrekt zu versorgen. Zahlreiche psychiatrische, aber auch neurologische oder systemische Erkrankungen können zu einem Notfall mit Aspekten einer akuten psychischen Störung führen. Auf der Basis der 2-teiligen Übersicht der eigenen Arbeitsgruppe zu diesem Thema aus dem Jahr 2008 [1, 2], wird im Folgenden ein aktualisierter, ebenfalls 2-teiliger Weiterbildungsbeitrag zu diesem Thema vorgelegt.

Häufigkeit und Verteilung

In der Rettungs- und Notfallmedizin sind psychiatrische Notfälle häufig

Psychiatrische Notfälle in der Rettungs- und Notfallmedizin sind häufig. Im Jahr 2008 beschrieb eine vergleichende Studie zweier Rettungsdienstbereiche in Deutschland ca. 12 % aller versorgten Notfälle innerhalb eines Rettungsdienstgebiets als psychiatrisch; diese traten damit ähnlich häufig auf wie traumabezogene oder neurologische Notfälle [3]. In fast einem Drittel dieser Einsätze wurde der Notarzt von der Leitstelle aufgrund einer „Alkoholintoxikation" alarmiert, ähnlich häufig wurde „akuter Erregungszustand" dokumentiert. Suizidversuche machten zwischen 10–15 % aller psychiatrischen Notfälle aus; akute Psychosen und depressive Störungen verursachten den kleinsten Teil aller Notfalleinsätze. Die spätere fachliche Einschätzung eines Psychiaters ergab bei fast der Hälfte aller als psychiatrischer Notfall behandelten Patienten eine Diagnose aus dem Spektrum **„Substanzbe-**

Psychiatric emergencies in the emergency rescue service · Part 1: diagnostic, therapeutic and legal principles

Abstract
Psychiatric emergencies account for more than 10 % of all preclinical emergency situations. Dealing with these emergencies is a challenge to both emergency physicians and the paramedic team. They often give rise to uncertainty, especially when professionals are confronted with self-threats, threats to others or lack of cooperation on the part of the patient. Diagnostic classification and treatment strategy are based on recognition of specific combinations of mental symptoms. Showing esteem and conveying confidence are of great importance during consultation and can often be sufficient for achieving treatment aims, such as hazard avoidance or voluntary consultation with a psychiatrist. The medical history must often be completed by third party interview and own observations. If drug administration is needed, benzodiazepines are the medication of choice. Involving the police and applying custodial measures can become necessary for hazard avoidance.

Keywords
Alcohol-related disorders · Psychomotor excitement · Psychiatric disorders · Negotiating · Conflict resolution

zogene Störungen" (ICD-10[1] F1), bei einem weiteren Viertel wurden Diagnosen aus dem Bereich „Neurotische, Belastungs- und somatoforme Störungen" (ICD-10 F4) gestellt.

Die Erhebungen der letzten 20 Jahre zeigen insgesamt eine Zunahme von Notfällen aus dem psychiatrischen Spektrum. Auffällig ist auch eine Ungleichverteilung der **Einsatzorte** mit einer Häufung in Bezirken mit einem hohen Anteil an sozial schlechter gestellten Personen bzw. Sozialhilfeempfängern [4].

Ungünstig ist in diesem Zusammenhang, dass weniger als 20% der versorgenden Notärzte ihre psychiatrischen Kenntnisse als gut einschätzen und fast 50% als mäßig oder schlecht [5]. In dieser Befragung zu 5 typischen psychiatrischen Notfallsituationen zeigte sich außerdem, dass nur 71% der Notärzte bzw. 39% der Rettungsdienstmitarbeiter die korrekte Diagnose stellten und nur 32% der Notärzte bzw. 14% der Rettungsdienstmitarbeiter die korrekte Therapie empfahlen.

> **Notfälle aus dem psychiatrischen Spektrum nehmen zu**

> **Fast 50% der versorgenden Notärzte schätzen ihre psychiatrischen Kenntnisse als mäßig oder schlecht ein**

Erschwerte Behandlungsumstände

Die Versorgung von Patienten mit (akuten) psychischen Störungen, deren Diagnostik in besonderem Maß die Berücksichtigung von Anamnese und subjektivem Empfinden des Patienten erfordert, wird durch die folgenden typischen Merkmale einer Notfallsituation besonders erschwert:

> **Die Diagnostik erfordert die Berücksichtigung von Anamnese und subjektivem Empfinden des Patienten**

- erstmaliger, zeitlich beschränkter Kontakt,
- Kontaktfähigkeit des Patienten eingeschränkt,
- wenige Informationen, oft ohne stringente Reihenfolge,
- Notwendigkeit einer Fremdanamnese,
- ungeeigneter Notfallort für eine längere Exploration,
- wenig diagnostische Möglichkeiten,
- möglicherweise unkooperatives, selbstgefährdendes oder fremdgefährdendes Verhalten des Patienten,
- häufig eindringliche Forderung nach sofortiger Entlastung aus der Situation seitens des Patienten oder Dritter,
- oft desolate oder nichtexistierende soziofamiliäre Strukturen, Obdachlosigkeit,
- Schwierigkeiten, eine geeignete aufnahmebereite Klinik zu finden.

Diese Umstände in Kombination mit der fehlenden Erfahrung im Umgang mit psychischen Störungen führen häufig zu einer erhöhten **Stressbelastung** beim rettungsdienstlichen Behandlungsteam.

Diagnostische Einordnung

Die zum psychiatrischen Notfall führende Symptomatik kann diagnostisch am besten in Form von Symptomkonstellationen gefasst werden; eine psychiatrische Diagnosestellung nach ICD-10 ist in der Notfallsituation oft gar nicht möglich und meist auch nicht therapeutisch wegweisend. Es handelt sich zudem oft um eine **krisenhafte Zuspitzung**, die im Erscheinungsbild von der möglicherweise zugrunde liegenden psychischen Störung abweichen kann. Zu den wichtigsten Einsatzindikationen im Notfalleinsatz gehören folgende Symptomkonstellationen:

> **Die zum psychiatrischen Notfall führende Symptomatik kann diagnostisch am besten in Form von Symptomkonstellationen gefasst werden**

- akuter Erregungszustand,
- akute psychotische Zustände,
- delirante Zustände (früher „Verwirrtheitszustände"),
- akute Suizidalität,
- Selbstbeschädigungen und Intoxikationen,
- akute Angstzustände,
- katatone Zustände (maligne Katatonie/malignes neuroleptisches Syndrom).

Auf die Behandlung der einzelnen Syndrome wird im 2. Teil dieses Weiterbildungsbeitrags eingegangen.

---

[1] International Statistical Classification of Diseases and Related Health Problems, 10. Aufl.

Definition „Notfall"

Gemäß der im Rettungsdienstgesetz Baden-Württemberg § 1 Abs. 2 enthaltenen Definition sind Notfallpatienten

Kranke oder Verletzte, die sich in Lebensgefahr befinden oder bei denen schwere gesundheitliche Schäden zu befürchten sind, wenn sie nicht umgehend medizinische Hilfe erhalten.

Der psychiatrische Notfall ist also ein Zustand, der

häufig durch eine psychische Störung oder Krankheit bedingt ist und einen unmittelbaren Handlungsbedarf zur Folge hat, um eine Gefahr für das eigene Leben oder für die Gesundheit anderer Personen abzuwenden. [1]

Viele im Rettungsdienst versorgte Patienten erfüllen nicht die Kriterien des Notfallpatienten

Viele im Rettungsdienst versorgte Patienten bedürfen einer zeitnahen klinischen Versorgung, erfüllen jedoch nicht die Kriterien des Notfallpatienten. Deswegen sind in diesen Situationen auch keine Maßnahmen gegen den Willen des Betroffenen zu rechtfertigen. Dies ist bei der **Panikattacke** z. B. der Fall. Sie stellt weder einen lebensbedrohlichen Zustand noch eine Gefahr für das Wohl anderer Personen dar. Infolge der subjektiv stark belastenden Symptomatik (z. B. große Angst, in Ohnmacht zu fallen, verrückt zu werden, die Kontrolle zu verlieren oder zu sterben), möglicher Komorbiditäten sowie der nichtauszuschließenden Gefahr, doch eine zugrunde liegende organische Störung zu übersehen, wird eine Panikattacke meist trotzdem als Notfall behandelt.

Psychiatrische Notfalluntersuchung

Verhaltensbeobachtung ist erforderlich

Das ärztliche Gespräch wird im psychiatrischen Notfall-Setting vom Patienten oft abgelehnt oder bleibt unergiebig. Feindseligkeit und Aggressivität können auftreten. Verhaltensbeobachtung und Fremdanamnese sind erforderlich, um die Situation angemessen bewerten zu können. Am Einsatzort sollte sich der Notarzt daher zunächst einen guten Überblick über die Situation verschaffen.

Kontaktaufnahme und Gesprächsführung

Die eigene Sicherheit und die der anderen Beteiligten müssen beachtet werden

Es empfiehlt sich, dem Patienten zunächst nicht allein gegenüberzutreten. Besonders beim unkooperativen oder aggressiven Patienten sollten die eigene Sicherheit (und die Sicherheit der anderen Beteiligten) beachtet und ein ausreichender Abstand zum Patienten gewahrt werden. Es kann sinnvoll sein, sich dem Patienten erst nach Eintreffen der Polizei zu nähern. Einen geschützten Rahmen zu schaffen, ist hilfreich, insbesondere, wenn Fremdgefährdung oder Suizidalität im Raum stehen. Die ruhige und sachliche, aber **empathische Gesprächsführung** kann Verständnis signalisieren und beruhigend wirken („talk down"; [6]). Glaubwürdigkeit, die Vermittlung positiver Wertschätzung und Transparenz der eigenen Handlungen wirken ebenfalls vertrauensbildend. Eine angespannte Gesprächsatmosphäre hingegen wird Angst und unkooperatives Verhalten fördern. Gefährlich kann es sein, Wahninhalte diskutieren oder ausreden zu wollen, da dies die Notfallsituation weiterverschärfen kann. Ungünstig wirken auch Zurechtweisung, Kritik, Ironie oder Sarkasmus, auch wenn beleidigendes oder distanzloses Verhalten seitens des Patienten krankheitsbedingt vorkommen kann (Manie, Schizophrenie, Persönlichkeitsstörungen). Insgesamt gelingt es oftmals auch unter schwierigen Bedingungen, Gesprächsbereitschaft herzustellen und einen agitierten Patienten zu beruhigen [7]. Empfehlungen zur Erhöhung der Gesprächsbereitschaft sind:

- ruhiges und sicheres Auftreten,
- Vorstellen als Arzt bzw. Rettungsdienstmitarbeiter,
- Authentizität, Kompetenz und Empathie vermitteln,
- Angebot medizinischer Hilfe bzw. Fragen nach körperlichen Symptomen, Angebot einer körperlichen Untersuchung,
- Beruhigung durch Zusichern schneller Hilfe,
- erst zuletzt Fragen nach psychischen Symptomen.

Tab. 1	ABCDE-Schema
A	Airway (Atemweg)
B	Breathing (Beatmung)
C	Circulation (Kreislauf)
D	Disability (Defizit, neurologisches)
E	Exposure/Environment (Exploration)

Anamnese

Anamnestisch relevante Daten sind, wie in anderen Bereichen der Medizin, Vorerkrankungen und -behandlungen, Familien- und Medikamentenanamnese, Informationen zum Substanzkonsum (Alkohol, illegale Substanzen, Schmerz- und Schlafmedikation, Beruhigungsmittel), Suizidversuche in der Vorgeschichte oder in der Familie sowie Informationen über die aktuelle Lebenssituation. Die Notfallanamnese muss meist aus dem Gesprächsverlauf Stück für Stück ergänzt werden und kann nur selten einer klaren Struktur folgen.

Entscheidend für eine Einschätzung am Notfallort sind die Fragen zum aktuellen Geschehen, zu Entwicklung und Dynamik des Zustands sowie zu bisherigen Behandlungen und Maßnahmen in ähnlichen, früheren Notfallsituationen. Der **Fremdanamnese** kommt hier besondere Bedeutung zu. Adressen und Telefonnummern von Angehörigen und Betreuungspersonen sind ebenfalls hilfreich. Das Vorliegen einer gesetzlichen Betreuung sollte dokumentiert und an die weiterbehandelnde Einrichtung kommuniziert werden. Viele psychisch kranke Personen leben jedoch sozial isoliert, sodass auch die Fremdanamnese oft fragmentarisch bleibt.

Durch interessiertes und vorurteilsfreies Fragen findet man oft Zugang zum Patienten und fördert damit eine Beruhigung der Situation. Häufig bestehen Diskrepanzen zwischen Eigen- und Fremdanamnese; dann ist es zweckmäßig, entsprechend der potenziell gefährlicheren Variante zu handeln. Auch die Beobachtung des **Umfelds** kann wertvolle Aufschlüsse liefern. Leere Tablettenblister, Spritzbestecke oder Zeichen von Gewaltanwendung sind wichtige Hinweise, die dokumentiert werden müssen. Bei Hinweisen auf das Vorliegen einer Straftat gegen den Patienten muss die Polizei hinzugezogen werden.

> Die Notfallanamnese muss aus dem Gesprächsverlauf Stück für Stück ergänzt werden

> Das Vorliegen einer gesetzlichen Betreuung sollte dokumentiert werden

> Vorurteilsfreies Fragen fördert eine Beruhigung der Situation

Somatische Symptome und mögliche reversible Ursachen

Eine organische Ursache des Störungsbilds muss in der Notfallsituation immer erwogen werden. Hinter typisch erscheinenden psychiatrischen Notfällen verbergen sich häufig organische Ursachen.

In einer mutmaßlich psychiatrischen Notfallsituation eine therapierbare somatische, häufig lebensbedrohliche Ursache zu übersehen und eine kausale Therapie (z. B. einer Enzephalitis oder einer intrakraniellen Blutung) zu verzögern, wäre ein grober Fehler [8]. Die Prüfung der Vitalfunktionen (Bewusstsein, Atmung, Kreislauf) sowie eine vollständige **körperliche Untersuchung** und Statuserhebung nach dem **ABCDE-Schema** (◘ Tab. 1) sind daher immer notwendig, gleichzeitig aber oft erschwert. Bereits der orientierende Bodycheck und die im Rettungswagen verfügbare Diagnostik können jedoch Hinweise auf eine mögliche organische Ursache geben:

> Eine organische Ursache des Störungsbilds muss in der Notfallsituation immer erwogen werden

- offene oder geschlossene Kopfverletzungen (z. B. subdurales/epidurales Hämatom, intrazerebrale Blutung),
- Nackensteifigkeit (z. B. Meningitis),
- neurologische Herdzeichen (z. B. Schlaganfall, Enzephalitis),
- Fieber (z. B. bei Sepsis mit septischer Enzephalopathie),
- Nadeleinstiche, Drogenschnelltest, Atemluftalkohol (z. B. Intoxikation),
- Dyspnoe, Zyanose, niedrige Sauerstoffsättigung (z. B. Hypoxie bei respiratorischer oder kardialer Insuffizienz),
- Blutzuckermessung (z. B. Hypo- oder Hyperglykämie),
- geringer Hautturgor (z. B. Exsikkose),
- fehlende Orientierung zu Person, Zeit, Ort und Situation (z. B. Delir bei verschiedenen organischen Erkrankungen oder Entzug).

Die körperlichen Symptome können dem Notarzt außerdem einen Zugang zum Patienten verschaffen, z. B. bei Krankheiten des Angstspektrums. Allein die körperlichen Symptome der Angst (Palpitationen, Hyperventilation, Tachykardie, tetanische Kontraktionen, präkordiale Enge) anzusprechen, kann bereits therapeutisch wirksam sein. Falls der Patient zunächst nicht untersucht werden kann, wie z. B. bei akuter Fremdgefährdung, muss die körperliche Untersuchung nach Beruhigung der Akutsituation nachgeholt werden.

Die **apparativen Zusatzuntersuchungen**, die vor Ort durchgeführt werden können, sind in der Regel auf die Vitalwertkontrolle (Blutdruck, Monitor-Elektrokardiogramm, Sauerstoffsättigung),

> Die körperlichen Symptome können dem Notarzt Zugang zum Patienten verschaffen

12-Kanal-Elektrokardiogramm und wenige weitere Parameter (Blutzucker, evtl. Drogenschnelltest) beschränkt. Auswahlkriterien für die aufnehmende Klinik sind die Möglichkeit der ausführlichen laborchemischen Untersuchung (Elektrolyte, Blutbild sowie Leber- und Nierenwerte) mit Drogenscreening sowie einer bildgebenden Untersuchung des Schädels, insbesondere bei unklaren klinischen Bildern, Hinweisen auf äußere Gewalteinwirkung oder bei akuter neurologischer Symptomatik. Die Notwendigkeit weiterer Untersuchungen wie Elektroenzephalographie (EEG) oder einer Liquoruntersuchung hängen von der Art des Notfalls ab; auch dies sollte jedoch bereits bei der Auswahl der Zielklinik bedacht werden.

Psychischer (psychopathologischer) Befund

Ein orientierender psychischer Befund lässt sich nur erheben, wenn der Patient im wachen Zustand untersucht werden kann. Der psychopathologische Befund ist zur Diagnosestellung auf Syndromebene von großer Relevanz und wegweisend für die weitere Behandlung. Unter anderem ist die explizite Beurteilung möglicher akuter Suizidalität [9] oder Fremdgefährdung unerlässlich, auch wenn sich vielleicht zunächst keine konkreten Hinweise darauf ergeben. Einem **„Basisuntersuchungsalgorithmus"** muss bei der Statuserhebung vor Ort in jedem Fall gefolgt und die Befunde müssen dokumentiert werden. Wichtige Punkte sind hierbei:

- Bewusstseinslage und Orientierung,
- Psychomotorik und Antrieb,
- produktiv-psychotische Symptome (Wahn, Halluzinationen),
- Fremd- und Eigengefährdung [10].

Grundprinzipien der Therapie

Die Therapie orientiert sich im präklinischen Setting immer an der vorliegenden Symptomkonstellation. Ziele der notfallmedizinischen Intervention sind die Deeskalierung der akuten Situation, die Abwendung drohender Gefahr für den Patienten und sein Umfeld sowie die Ermöglichung einer fachpsychiatrischen Diagnostik und Weiterbehandlung. In manchen Fällen muss der Notarzt vor Ort hierfür kein Medikament verabreichen, sondern kann bereits durch **nichtmedikamentöse Maßnahmen** die genannten Ziele erreichen (beruhigendes und entlastendes Gespräch, Angebot weiterführender Hilfe, Herausnahme aus einer aggravierend wirkenden Situation). In einer retrospektiven Auswertung aller notärztlichen Einsätze des Kreises Schaumburg aus dem Jahr 2001 [5] benötigten beispielsweise 35 % aller psychiatrischen Notfallpatienten gar keine medikamentöse Behandlung; in knapp 55 % der Fälle wurde zumindest eine i.v.-Infusion angelegt. Eine medikamentöse Sedierung benötigten nur 20 % der Patienten; hierbei erhielten lediglich 16 % der Patienten ein spezifisch psychopharmakologisch wirksames Medikament. In der überwiegenden Mehrzahl wurde in diesen Fällen ein Benzodiazepin eingesetzt (v. a. Diazepam), selten auch Haloperidol.

Falls medikamentös behandelt wird, ist eine schnell eintretende und im Verlauf gut **steuerbare Wirkung** wünschenswert [11]. Am ehesten ist dies bei der i.v.-Gabe gewährleistet. Die Anlage eines venösen Zugangs wird jedoch häufig verweigert, während eine orale oder nasale Applikation akzeptiert wird. Intramuskuläre Injektionen sollten aufgrund der schlecht abschätzbaren Kinetik und geringer Steuerbarkeit die Ausnahme sein. Zusätzlich müssen die Herstellervorgaben beachtet werden wie z. B. bei Haloperidol, für das der Hersteller von einer i.v.-Gabe grundsätzlich abrät. Die Auswahl sollte sich auf wenige bewährte Medikamente beschränken; eine Monotherapie ist immer zu bevorzugen. Auf Nebenwirkungen oder für den Akutfall relevante Interaktionen mit der **Dauermedikation** oder im Vorfeld eingenommenen psychotropen Substanzen muss besonders geachtet werden. Ob das applizierte Medikament über ein Suchtpotenzial verfügt, ist in der Notfallsituation hingegen wenig bedeutsam.

Einsatz von Psychopharmaka

Die Auswahl der Medikamente, deren Einsatz in der Behandlung von Patienten mit psychiatrischen Notfällen sinnvoll erscheint, ist übersichtlich [11]. Häufig angewendete Psychopharmaka sind Medikamente zur Anxiolyse und Sedierung wie Benzodiazepine (z. B. Lorazepam, Diazepam oder Midazolam [12]), hochpotente Antipsychotika (z. B. Haloperidol) und seltener auch niedrigpotente An-

Tab. 2 Übersicht relevanter notfallpsychiatrischer Medikamente. (Modifiziert nach [13, 16])

Wirkstoff	Handelsname	Zielindikation	Einzeldosis (mg)	Tageshöchstdosis (mg)	Applikationsform	Besonderheiten
Benzodiazepine						
Lorazepam	Tavor® Tavor® Expidet Tavor® pro injectione *Ampullen:* (1 ml = 2 mg)		1–3 langsam i.v. (maximal 2/min), 0,5–2,5 p.o.	7,5 bzw. 10. **Cave:** Nach Wirkung titrieren	i.v. p.o.	i.v.-Lösung muss gekühlt gelagert werden
						Als im Mund lösliches Lyophilisat verfügbar („Expidet")
						Vorsicht bei Intoxikationen mit sedierenden Substanzen und Bewusstseinsminderung
Midazolam	Dormicum® Generika *Ampullen:* (5 mg = 1 ml) (15 mg = 3 ml) (5 mg = 5 ml)	Anxiolyse Sedierung	2–2,5 i.v., Rep.-Dosis 1,0 3–5 intranasal („off-label") [17]	**Cave:** Nach Wirkung titrieren	i.v. i.n. i.m. rektal	Vorsicht bei Intoxikationen mit sedierenden Substanzen und Bewusstseinsminderung
						„Off label use" bei der Behandlung von Erregungszuständen sowie nasaler Applikation; ggf. Lidocain i.n. vorweg
Diazepam	Valium® Faustan® Generika *Ampullen:* (2 ml = 10 mg)		2–10 langsam i.v. (maximal 1/min) 5–10 p.o. 5–10 rektal	40 i.v./p.o./rektal **Cave:** Nach Wirkung titrieren	i.v. p.o. rektal	Vorsicht bei Intoxikationen mit sedierenden Substanzen und Bewusstseinsminderung
						Injektion schmerzhaft, häufig Venenreizung
Hochpotente Antipsychotika						
Haloperidol	Haldol®-Janssen Generika *Ampullen:* (1 ml = 5 mg)	Reduktion von Wahn Halluzination Anspannung Agitation Loxapin zusätzlich: Sedierung	5–10 langsam i.v., bei älteren Menschen 0,5–1,5	100 (p.o.) 60 (i.v.)	i.v. i.m. p.o.	**Cave:** Warnhinweis vom Hersteller vor i.v.-Applikation
Loxapin	Adasuve® Inhalator		9,1 = 1 Hub	18,2 = 2 Hübe	p.i.	Einstündige Überwachung auf Bronchospasmus nach Gabe
Niedrigpotente Antipsychotika						
Promethazin	Atosil® Prothazin® Generika *Ampullen:* (2 ml = 50 mg)	Sedierung Spannungsreduktion	25 i.v. oder p.o.	200 i.v./p.o.	i.v. p.o.	Kontraindiziert bei Intoxikationen und Bewusstseinsminderung
						Synergistische Wirkung in Kombination mit Haloperidol [18] (schnellere und bessere Wirkung), geringeres Auftreten von Atemdepression als bei Kombination von Haloperidol mit Benzodiazepinen)
Antidote						
Flumazenil	Anexate® Generika *Ampullen:* (5 ml = 0,5 mg) (10 ml = 1 mg)	Antagonisierung Benzodiazepine	0,2 i.v., Rep.-Dosis 0,1 i.v., titrieren	1,0 (auf ICU 2,0)	i.v.	Kurze Halbwertszeit, oft Nachinjektionen notwendig
						Benzodiazepinentzug mit delirantem Bild bei abhängigen Personen möglich
						Bei hohen notwendigen Dosierungen Intoxikation mit anderen Substanzen in Betracht ziehen
Naloxon	Naloxon® Generika *Ampullen:* (1 ml = 0,4 mg)	Antagonisierung Opiate und Opioide	0,1–0,2 i.v., Rep.-Dosis nach 2–3 min, titrieren	Hohe therapeutische Breite Höhe der Dosis wird durch die klinische Wirkung bestimmt	i.v.	Kurze Halbwertszeit, oft Nachinjektionen notwendig
						Entzugserscheinungen bei Opiatabhängigen möglich
						Cave: Auslösung eines Erregungszustands bei Mischintoxikation
Biperidenlactat	Akineton® Generika *Ampullen:* (1 ml = 5 mg)	Behandlung EPMS	2,5–5 langsam i.v., Rep. Dosis nach 30 min	10–20 i.v.	i.v.	Langsame Injektion

EPMS extrapyramidalmotorische Symptome, *ICU* „intensive care unit", *Rep.-Dosis* Repetitionsdosis.

Höchsttagesdosen i.v.-verabreichter Medikamente dürfen nur unter Überwachung überschritten werden

Benzodiazepine sind als „First line"-Therapeutikum in der Notfallsituation besonders geeignet

Kürzere Halbwertszeit und rascheres Abklingen der Wirkung sprechen für die Bevorzugung von Lorazepam vor anderen Benzodiazepinen

Bei allgemeinen Angst- und Erregungszuständen wirken Antipsychotika angstlösend

Akute EPMS sind durch die Gabe von Biperiden reversibel

tipsychotika (z. B. Promethazin). Bei sehr starker Erregung und unzureichender Wirkung der Einzelsubstanzen werden auch Kombinationen verabreicht, deren Problem jedoch in der schlechteren Steuerbarkeit besteht. Höchsttagesdosen i.v.-verabreichter Medikamente dürfen nur mit Vorsicht und unter Überwachung überschritten werden; manche Patienten mit **Toleranzentwicklung** gegenüber bestimmten psychotropen Substanzen benötigen andererseits hohe Dosierungen bis zum suffizienten Wirkeintritt. Mögliche Alternativen zu den typischen Antipsychotika könnten in Zukunft einige der atypischen (modernen) Antipsychotika sein (s. Abschn. „Antipsychotika"). Eine Übersicht sinnvoller Notfallmedikamente gibt ◘ **Tab. 2**.

Benzodiazepine

Benzodiazepine wirken angstlösend und sedierend, gleichzeitig antikonvulsiv und zentral muskelrelaxierend. Sie haben ein günstiges Wirkung-Nebenwirkung-Verhältnis und sind gut steuerbar, deswegen sind sie als „First line"-Therapeutikum in der Notfallsituation besonders geeignet.

Wann immer möglich, sollte eine Monotherapie mit Benzodiazepinen angestrebt werden. Benzodiazepine haben eine verhältnismäßig große **therapeutische Breite**, sodass eine Überdosierung mit tödlichem Ausgang nach oraler Einnahme extrem selten ist.

Die Wirkung von Lorazepam auf Angstsymptomatik und Anspannung ist in der klinischen Beobachtung besser als diejenige von Diazepam oder Midazolam [13]; Diazepam und Midazolam sedieren hingegen stärker als Lorazepam. Midazolam verursacht häufig eine retrograde Amnesie, die vom Patienten als sehr unangenehm empfunden werden kann. Die kürzere Halbwertszeit und das raschere Abklingen der Wirkung sprechen für eine bevorzugte Anwendung von Lorazepam. Dieser Wirkstoff steht außerdem als lyophilisierte orale Darreichungsform (Tavor® Expidet) zur Verfügung, die nicht geschluckt werden muss, sondern sich im Mund auflöst. Es kann daher auch bei nur begrenzt kooperativen Patienten sublingual oder bukkal verabreicht werden. Die Injektionslösung hingegen muss gekühlt gelagert werden [14]; deswegen ist sie oft nicht verfügbar. Eine zu rasche i.v.-Applikation von Benzodiazepinen, besonders in Kombination mit anderen Substanzen (Alkohol, manche Drogen oder bei Mischintoxikation), kann durch Atem- und Kreislaufdepression eine erhebliche Gefährdung für den Patienten bedeuten. In diesen Fällen steht der Antagonist **Flumazenil** zur langsamen i.v.-Applikation zur Verfügung. Seine Halbwertszeit ist jedoch mit etwa 3 h kürzer als die der meisten Benzodiazepine, sodass die Patienten u. U. nach Abklingen der Flumazenilwirkung erneut eintrüben. Paradoxe Reaktionen auf Benzodiazepine sind eher selten; sie treten v. a. bei Kindern und älteren Patienten auf.

Antipsychotika

Antipsychotika (früher Neuroleptika) werden zur Behandlung von Wahn und anderen produktiven Symptomen einer Psychose eingesetzt. Bei allgemeinen Angst- und Erregungszuständen wirken Antipsychotika auch angstlösend und beruhigend; v. a. in dieser Indikation werden sie in der Notfallsituation verwendet. Antipsychotika können relevante Nebenwirkungen hervorrufen. Bei den **hochpotenten Antipsychotika** (z. B. Haloperidol) kann es zu extrapyramidalmotorischen Nebenwirkungen (extrapyramidalmotorische Symptome, EPMS) kommen. Besonders die Frühdyskinesien (Zungen-, Schlundkrampf, laryngeale und pharyngeale Spasmen sowie Blickkrämpfe) wirken beängstigend und können für den Patienten sehr unangenehm sein, sind jedoch durch die i.v.-Gabe von Biperiden reversibel. Seit Kurzem steht das Antipsychotikum Loxapin als Einmalinhalator zur Behandlung akuter Agitation zur Verfügung [15]. Moderne Antipsychotika in i.v.-Darreichungsform (z. B. Ziprasidon, Olanzapin, Aripiprazol) finden im stationär-psychiatrischen Setting Verwendung; in der präklinischen Notfallsituation spielen sie aktuell (noch) keine Rolle. Bei **niedrigpotenten Antipsychotika** (z. B. Promethazin, Levomepromazin, Chlorprothixen etc.) kann es häufig, abgesehen von der gewünschten Sedierung, zu anticholinergen Nebenwirkungen wie z. B. Hyperthermie, Harnverhalt oder Tachykardie kommen. Ein zentrales anticholinerges Syndrom ist selten, aber durch eine Überdosierung möglich. Dabei kann sich ein Delir mit Halluzinationen, Agitiertheit und zerebralen Krampfanfällen entwickeln [13].

Weder im Bereich der Psychiatrie noch im Bereich der Notfallmedizin existieren bisher nationale Leitlinien für die pharmakologische Behandlung psychiatrischer Notfälle oder für psychiatrische Kriseninterventionen. In einigen Publikationen werden jedoch Empfehlungen formuliert [11, 16], die im 2. Teil des Beitrags aufgegriffen werden. Die Deutsche Gesellschaft für Psychiatrie, Psycho-

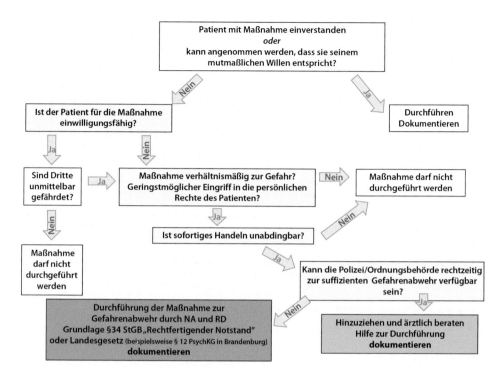

Abb. 1 ▲ Flussdiagramm zur Entscheidungsfindung bei Maßnahmen gegen den Willen des Patienten. *NA* Notarzt, *PsychKG* Psychisch-Kranken-Gesetz, *RD* Rettungsdienst, *StGB* Strafgesetzbuch

therapie und Nervenheilkunde (DGPPN) hat vor einigen Jahren das **Referat Notfallpsychiatrie** gegründet; eine S2e-Leitlinie zur pharmakologischen Behandlung in psychiatrischen Notfällen wurde angekündigt.

Klinikeinweisung

Die Klinikeinweisung sollte nach Möglichkeit mit dem **Einverständnis** des Betroffenen erfolgen. Manchmal ist es hilfreich, Angehörige in die Bemühungen um eine freiwillige Behandlung einzubeziehen.

Die Auswahl der geeigneten medizinischen Einrichtung für die weitere Versorgung des Notfallpatienten ergibt sich aus der vermuteten Ursache der Symptomatik und nicht primär aus der psychiatrischen Präsentation. Der Notarzt muss prüfen, ob eine **Vitalgefährdung** oder schwerwiegende körperliche Beeinträchtigung des Patienten vorliegen, beispielsweise bei

- schwerer Intoxikation,
- Schädel-Hirn-Trauma,
- Schlaganfall oder intrakranieller Blutung,
- exazerbierten internistischen Erkrankungen (z. B. schwerer Hypo- oder Hyperglykämie, Urämie, Elektrolytstörungen),
- Bewusstlosigkeit gleich welcher Ursache.

Ist dies der Fall, müssen die sofortige Diagnostik und Behandlung in einer hierfür ausgestatteten Klinik erfolgen, ungeachtet einer möglicherweise psychiatrischen Komorbidität. Die primäre Vorstellung eines solchen Patienten in einer rein psychiatrischen Klinik kann sich nachteilig auf die Behandlung und den Verlauf der Störung auswirken. Immer muss eine ursächliche Behandlung der zugrunde liegenden Störung angestrebt werden; oft wird ein Patient auch über den Notfall hinaus in der aufnehmenden Klinik behandelt und dort im Rahmen der Konsiliarpsychiatrie am Bett mitbetreut (z. B. bei deliranten Zustandsbildern im Rahmen einer internistischen Grunderkrankung). Liegt hingegen keine körperliche, sofort behandlungsbedürftige Ursache für die psychische Symptomatik vor, ist die Weiterbehandlung in einer **psychiatrischen Abteilung** sinnvoll. Die telefonische Rücksprache mit dem diensthabenden Psychiater der potenziell aufnehmenden Klinik kann hier

Die Auswahl der geeigneten medizinischen Einrichtung ergibt sich aus der vermuteten Ursache der Symptomatik

Immer muss eine ursächliche Behandlung der zugrunde liegenden Störung angestrebt werden

schon während des Einsatzes hilfreich sein; spätestens bei der Aufnahme ist ein **ärztliches Übergabegespräch** in jedem Fall zu fordern.

Rechtliche Grundlagen von Maßnahmen gegen den Willen des Patienten

Im Rahmen der psychiatrischen Notfallbehandlung können Situationen eintreten, in denen der Patient sich der vom Notarzt beabsichtigten Behandlung widersetzt. Darüber kann sich der Notarzt nicht nur deshalb hinwegsetzen, weil ihm die ablehnende Haltung des Patienten als unvernünftig oder durch eine psychische Störung beeinflusst erscheint. Andererseits kann er dann nicht untätig bleiben, wenn eine Behandlung erforderlich ist, um eine akute Gefahr vom Patienten selbst oder von Dritten abzuwenden. Solche Maßnahmen gegen den Willen des Patienten stellen ein rechtliches unde ethisches Dilemma dar; die Freiheit der Person ist einerseits ein hohes Gut und im Grundgesetz der Bundesrepublik Deutschland, Art. 2 GG, als grundsätzlich unverletzlich garantiert, andererseits muss sie jedoch in Ausnahmefällen im Interesse des Patienten selbst oder der Allgemeinheit eingeschränkt werden.

Bei der Entscheidung über das weitere Vorgehen im Einzelfall sind Vorschriften aus verschiedenen Rechtsbereichen zu beachten. Wichtige Aspekte für den Notarzt sind (◘ **Abb. 1**):
- Einwilligungsfähigkeit des Patienten,
- Verhältnismäßigkeit der beabsichtigten Maßnahme und
- Dringlichkeit der Gefahrenabwendung.

Ausgangslage

Jeder invasive Eingriff und jede die Fortbewegung einschränkende Maßnahme bei einem anderen Menschen ist, ungeachtet der Intention des Ausführenden, im Grundsatz eine strafbare Körperverletzung (§ 223 des Strafgesetzbuches, StGB) oder Nötigung bzw. Freiheitsberaubung (§§ 240, 239 StGB). Daraus können auch **Schadensersatz-/Schmerzensgeldansprüche** des Patienten resultieren (§§ 823 und 253 des Bürgerlichen Gesetzbuchs, BGB). Diese Rechtsfolgen treten dann nicht ein, wenn der Patient zuvor wirksam in die Maßnahme eingewilligt hat. In allen anderen Fällen darf gemäß der Vorgabe in Art. 2 GG nur gehandelt werden, wenn dies durch eine gesetzliche Regelung ausdrücklich gestattet wird. Solche Ermächtigungsgrundlagen finden sich im StGB und im BGB; sie gelten bundesweit. Darüber hinaus gibt es in den einzelnen Bundesländern gesetzliche Regelungen, die es unter bestimmten Voraussetzungen erlauben, den Widerstand eines Patienten zu überwinden.

Liegen entweder eine wirksame Einwilligung des Patienten oder die Voraussetzungen einer gesetzlichen Ermächtigungsgrundlage vor, ist der Arzt nicht nur zum Handeln berechtigt, sondern sogar dazu verpflichtet, um etwa den Vorwurf der unterlassenen Hilfeleistung (§ 323c StGB) zu vermeiden.

Irrt der Arzt hinsichtlich seiner Handlungsbefugnis, wird er später u. U. mit dem Vorwurf konfrontiert werden, dass der Irrtum vermeidbar war. Um solche Vorwürfe zu entkräften, muss immer sorgfältig und präzise dokumentiert werden.

Einwilligung des Patienten

Vor jeder Durchführung einer medizinischen Maßnahme ist der Behandelnde verpflichtet, die Einwilligung des Patienten einzuholen; eine wirksame Einwilligung setzt zudem die ausreichende Aufklärung des Patienten voraus. Einzelheiten hierzu sind in §§ 630d und e BGB geregelt; sie enthalten ungeachtet der systematischen Einordnung in den Behandlungsvertrag (§§ 630a ff. BGB) ebenfalls darüber hinausgehende allgemeingültige Grundsätze (Sprau in [19]). Für die Behandlung im Rahmen eines Notfalleinsatzes gelten insoweit keine Besonderheiten.

Beim Vorliegen einer psychischen Störung muss jedoch besonderes Augenmerk darauf gerichtet werden, ob bei dem Patienten in Bezug auf die Durchführung der beabsichtigten ärztlichen Maßnahme überhaupt eine **Einwilligungsfähigkeit** gegeben ist, also ob er in der konkreten Situation

Art, Notwendigkeit, Bedeutung und Tragweite (Risiken) der ärztlichen Maßnahme erfassen und seinen Willen dementsprechend bestimmen kann [20].

Maßnahmen gegen den Willen des Patienten stellen ein rechtliches und ethisches Dilemma dar

Ermächtigungsgrundlagen finden sich in StGB und BGB

Die wirksame Einwilligung setzt die ausreichende Aufklärung des Patienten voraus

Ist der Patient nicht einwilligungsfähig oder nicht in der Lage, sich zu äußern, kann die beabsichtigte Maßnahme dann durchgeführt werden, wenn sie unaufschiebbar ist und dem mutmaßlichen Willen des Patienten entspricht (§ 630 Abs. 1 Satz 4 BGB). Der mutmaßliche Wille richtet sich nach dem individuellen hypothetischen Willen des Patienten und kann etwa unter Berücksichtigung früherer Äußerungen oder durch Befragung von Bezugspersonen ermittelt werden. Insgesamt kann angenommen werden, dass ein Patient bei Fehlen gegenteiliger Anhaltspunkte sich wie ein verständiger Patient verhalten und entscheiden würde (Weidenkaff in: [19]). Dies kann sogar beim Suizidversuch eines einwilligungsfähigen Patienten der Fall sein. Selbst bei einem freiverantwortlich gefassten Entschluss, seinem Leben ein Ende zu setzen, kann nicht automatisch davon ausgegangen werden, dass dieser Entschluss auch den Wunsch umfasst, beim Misslingen des Versuchs ohne ärztliche Versorgung verletzt und hilflos sich selbst überlassen zu bleiben.

> Der mutmaßliche Wille richtet sich nach dem individuellen hypothetischen Willen des Patienten

Gesetzliche Ermächtigungsgrundlage für das Handeln gegen den Willen des Patienten

Lehnt ein Patient eine Maßnahme ab und ist gleichzeitig nicht einwilligungsfähig, kann das Handeln eines Arztes und auch jedes anderen Mitglieds eines Notfallteams über eine gesetzliche Ermächtigungsgrundlage erlaubt sein. Im Zentrum steht dabei die Vorschrift des § 34 StGB (Rechtfertigender Notstand). Danach handelt nicht rechtswidrig,

> Im Zentrum steht die Vorschrift des § 34 StGB (Rechtfertigender Notstand)

wer in einer gegenwärtigen, nicht anders abwendbaren Gefahr für Leben, Leib, Freiheit, Ehre, Eigentum oder ein anderes Rechtsgut eine Tat begeht, um die Gefahr von sich oder einem anderen abzuwenden, wenn bei Abwägung der widerstreitenden Interessen, namentlich der betroffenen Rechtsgüter und des Grades der ihnen drohenden Gefahren, das geschützte Interesse das beeinträchtigte wesentlich überwiegt. Dies gilt jedoch nur, soweit die Tat ein angemessenes Mittel ist, die Gefahr abzuwenden.

Für die Begründung von Maßnahmen gegen den (mutmaßlichen) Willen des Patienten gilt also, dass sie verhältnismäßig zur abzuwendenden Gefahr sein müssen und es keine realistische Alternative geben darf. Geht es bei der drohenden Gefahr um geschützte Interessen Dritter, ist es für ein Handeln nach §34 StGB sogar unerheblich, ob die Person aktuell einwilligungsfähig ist oder nicht. Sind hingegen ausschließlich die eigenen Interessen der Person selbst betroffen, kann sie u. U. durch eine im Zustand der Einwilligungsfähigkeit verfasste **Patientenverfügung** (§1901a BGB) wirksam auf ein ärztliches Handeln zur Gefahrenabwehr verzichtet haben. Liegen die Voraussetzungen des § 34 StGB vor, schließt dies eine Strafbarkeit des Handelnden aus. Der Patient kann in diesem Fall auch keine Schadensersatz- oder Schmerzensgeldansprüche geltend machen (§§ 823 und 253 BGB; Ellenberger in: [19]).

> Die Maßnahmen müssen verhältnismäßig zur abzuwendenden Gefahr sein

> Bei gegebenen Voraussetzungen des § 34 StGB ist eine Strafbarkeit des Handelnden ausgeschlossen

Andere gesetzliche Ermächtigungsgrundlagen sind für den Notarzt und das Notfallteam nur von eingeschränktem Nutzen, weil sie überwiegend nicht zum Kreis derjenigen gehören, denen der Gesetzgeber eine Handlungsbefugnis gegen den Willen eines Patienten eingeräumt hat. Dennoch ist es sinnvoll, solche Vorschriften jedenfalls in ihren Grundzügen zu kennen, da sie sich auf die Entscheidung über das weitere Vorgehen auswirken können.

Unterbringung in einer stationären Einrichtung

Gefährden psychisch kranke Patienten infolge ihrer Krankheit das eigene Leben oder die Gesundheit akut und erheblich, stellen sie eine erhebliche gegenwärtige Gefahr für wesentliche Rechtsgüter anderer dar und kann die jeweils drohende Gefahr nicht auf andere Weise abgewendet werden, können diese Personen auf der Grundlage der jeweiligen Landesgesetze gegen ihren Willen stationär untergebracht werden (Gesetz über Hilfen und Schutzmaßnahmen bei psychischen Krankheiten – PsychKHG in Baden-Württemberg; Unterbringungsgesetz – UBG in Bayern und Saarland; Freiheitsentziehungsgesetz – FrhEntzG in Hessen; Gesetze über Hilfen und Schutzmaßnahmen für psychisch Kranke – PsychKG in allen anderen Bundesländern. Auf § 1906 BGB, der den Sonderfall der Unterbringung und Zwangsbehandlung im Rahmen einer rechtlichen Betreuung regelt, wird hier nicht eingegangen.)

> Auf Grundlage der jeweiligen Landesgesetze können Personen gegen ihren Willen stationär untergebracht werden

Eine Unterbringung muss durch das zuständige **Amtsgericht** angeordnet werden; bis dahin kann der Patient fürsorglich zurückgehalten werden. Dies ist jedoch nur im stationären Bereich, in Baden-

Württemberg und Rheinland-Pfalz sogar nur in einer hierfür anerkannten Einrichtung (§ 14 PsychKHG und § 12 PsychKG) möglich. Im ambulanten bzw. prästationären Bereich können diese Gesetze daher nicht die Ermächtigungsgrundlage für freiheitsbeschränkende Maßnahmen (z. B. mechanische Fixierung, Isolierung) bilden. Der Notarzt ist nicht einmal ohne Weiteres befugt, die Verbringung eines Patienten gegen seinen Willen in eine stationäre Einrichtung zu veranlassen. Lediglich in Brandenburg kann der Notarzt ausnahmsweise die vorübergehende Unterbringung einer Person anordnen und zur Ausführung dieser Anordnung die Polizei um Vollzugshilfe ersuchen, wenn eine andere entscheidungsbefugte Stelle nicht erreichbar ist (§ 12 Abs. 4 Satz 2 Brandenburgisches PsychKG).

In der Regel fehlt jedoch eine solche gesetzliche Ermächtigung; in diesem Fall kann nur die **Polizei** eine Person in Gewahrsam nehmen und/oder in die Klinik verbringen (beispielsweise § 28 Polizeigesetz – PolG in Baden-Württemberg, Art. 10 Abs. 2 UBG in Bayern oder § 18 Abs. 3 PsychKG in Sachsen). Dieser Gewahrsam kann zwar im Rettungswagen vollzogen werden, die Entscheidung hierüber trifft aber die Polizei in eigener Verantwortung; es besteht keine Weisungsbefugnis des Notarztes.

Zur rechtmäßigen Durchführung einer freiheitsentziehenden Maßnahme soll daher in der präklinischen Situation immer die Polizei hinzugezogen werden. Die Möglichkeit hierzu besteht ungeachtet der zuvor genannten Besonderheit auch in Brandenburg (§ 17 BbgPolG). Die Polizei entscheidet dann vor Ort, welche weiteren Schritte in die Wege geleitet werden müssen, wie z. B. die Vorstellung in einer psychiatrischen Klinik, ggf. in notärztlicher Begleitung [6]. Die angeordneten Maßnahmen werden in der Regel in Zusammenarbeit mit dem anwesenden Rettungsdienstpersonal durchgeführt; der Notarzt übernimmt eine beratende Funktion als medizinischer Sachverständiger und spricht eine Empfehlung aus. Jeder Arzt kann in einer Notfallsituation ein Zeugnis ausstellen, das eine entsprechende Stellungnahme enthält.

Ansonsten können freiheitsbeschränkende Maßnahmen in der präklinischen Situation nur auf der Basis **allgemeiner Rechtfertigungsgründe** wie des eingangs genannten § 34 StGB erfolgen. Hier trifft den Arzt die alleinige Verantwortung für die Rechtmäßigkeit seines Handelns (◘ **Abb. 1**).

Freiheitsentziehende Maßnahmen und Zwangsbehandlung

Der Gesetzgeber unterscheidet freiheitsentziehende Maßnahmen und Zwangsbehandlungen; Letztere stellen aus dessen Sicht einen deutlich schwerwiegenderen Eingriff in die Rechte des Patienten dar. Diese Wertung beruht auf einer grundlegenden Entscheidung des Bundesverfassungsgerichts vom 23.03.2011 zu den Voraussetzungen einer medizinischen Zwangsbehandlung (Az. 2 BvR 882/09) und bildet sich etwa in Baden-Württemberg in den unterschiedlich strengen Voraussetzungen für die Anwendbarkeit von § 13 PsychKHG (Unterbringung) einerseits und § 20 PsychKHG (Zwangsbehandlung) andererseits ab.

Eine Zwangsbehandlung liegt vor, wenn der Patient sich aktiv gegen eine Behandlung wehrt oder sie zuvor in seinen Äußerungen oder durch sein sonstiges Verhalten abgelehnt hat. Für die Durchführung von Zwangsbehandlungen im prästationären Setting existiert in keinem Bundesland eine spezielle Rechtsgrundlage. Da die akute erhebliche Gefährdung in der Regel durch die Anwendung von freiheitsentziehenden Maßnahmen (z. B. Fixierung) abgewehrt werden kann, sollte daher nur für den Fall, dass auch damit eine Abwendung der Gefahr nicht möglich ist, unter Rekurs auf § 34 StGB die Applikation eines sedierenden Medikaments erwogen werden. Hier müsste jedoch wiederum der geringstmögliche Eingriff zur Erreichung des Ziels gewählt werden. Da eine ausreichende Sedierung mit kurz wirksamen und nebenwirkungsarmen Benzodiazepinen gewährleistet werden kann, erscheint die Applikation von anderen, deutlich stärker in die Selbstbestimmung des Patienten eingreifenden Substanzen wie z. B. Antipsychotika gegen den Willen des Patienten durch den Notarzt rechtlich nicht begründbar.

Freiheitsentziehende Maßnahmen sollten dem Patienten immer angekündigt und erklärt, dann aber zügig und bestimmt durchgeführt werden. Immer muss man dem Patienten **Alternativen** anbieten, da körperlicher Zwang selbst von akut psychotischen Patienten als sehr traumatisierend erlebt wird. In den meisten Fällen lässt sich die Anwendung von freiheitsentziehenden Maßnahmen vermeiden.

Eine freiheitsentziehende Maßnahme muss gezielt und konsequent durchgeführt werden, um das Verletzungsrisiko für Patient und Helfer so gering wie möglich zu halten. Alle Beteiligten sollten vorher gut absprechen, wer welche Aufgabe an welcher Stelle ausführt. Mindestens **6 Personen**

Der Notarzt übernimmt eine beratende Funktion als medizinischer Sachverständiger

Zwangsbehandlungen stellen einen deutlich schwerwiegenderen Eingriff in die Rechte des Patienten dar als freiheitsentziehende Maßnahmen

Es muss der geringstmögliche Eingriff zur Erreichung des Ziels gewählt werden

Freiheitsentziehende Maßnahmen sind dem Patienten anzukündigen und zu erklären

Eine freiheitsentziehende Maßnahme muss gezielt und konsequent durchgeführt werden

sollten zur Verfügung stehen, damit jeweils eine Person jeder Extremität und dem Kopf zugeordnet werden kann und ein weiterer Helfer für notwendige Maßnahmen frei ist [21]. Die eigene Sicherheit potenziell gefährdende und behindernde Utensilien sollten vorher abgelegt werden (z. B. Jacken, Kugelschreiber, Stethoskop).

In der Klinik wird der Patient aus haftungsrechtlichen Gründen mit geeigneten **Gurtsystemen** (Fünf- bzw. Siebenpunktfixierung) fixiert; diese sind in der Regel jedoch nicht auf dem Rettungswagen vorhanden. Meist muss die Polizei, die die freiheitsentziehenden Maßnahmen anordnet, die ihr zur Verfügung stehenden Mittel (z. B. Handfesseln) einsetzen; aus medizinischer Sicht ist die aktuelle Situation hier sehr unbefriedigend. Vor allem nicht lege artis fixierte Patienten sollten im Rettungswagen nur in Polizeibegleitung transportiert werden, denn die erneute Eskalation bei nichtausreichend fixiertem Patienten in einem fahrenden Rettungswagen führt zu besonderer Gefährdung aller Beteiligten.

> Nicht lege artis fixierte Patienten sollten im Rettungswagen nur in Polizeibegleitung transportiert werden

Fazit für die Praxis

- Bisher gibt es keine für Deutschland geltenden systematischen Leitlinien für die Behandlung präklinischer psychiatrischer Notfälle oder für psychiatrische Kriseninterventionen.
- Zu den Akutsituationen im Notfalleinsatz gehören v. a. folgende Syndrome: akuter Erregungszustand, akute psychotische Zustände, delirante Zustände („Verwirrtheitszustände"), akute Suizidalität, Selbstbeschädigungen und Intoxikationen, akute Angstzustände und katatone Zustände. Deren spezifische Behandlung wird im zweiten Teil dieses Beitrags besprochen.
- Ziel der notfallmedizinischen Intervention ist es, die den Notfall begründende Situation zu deeskalieren und zu beruhigen, drohende Gefahr für den Patienten und sein Umfeld abzuwenden sowie eine fachpsychiatrische Diagnostik und Weiterbehandlung zu ermöglichen.
- Im Umgang mit psychisch kranken Notfallpatienten ist ein ruhiges und sicheres Auftreten von besonderer Wichtigkeit; Selbst- und Fremdschutz dürfen nicht vernachlässigt werden.
- Die sorgfältige, zeitnahe (Fremd-)Anamnese, eine körperliche und psychische Basisuntersuchung sowie ggf. Zusatzdiagnostik sind unerlässlich. Eine organische Ursache der psychischen Symptome darf nicht übersehen werden.
- Freiheitsentziehende Maßnahmen in der präklinischen Situation können notwendig sein und sollen dann durch die Polizei durchgeführt werden.
- Als Notfallmedikamente sind v. a. Benzodiazepine wie z. B. Lorazepam und Diazepam geeignet; hochpotente Antipsychotika wie z. B. Haloperidol sollten nur nach kritischer Abwägung verabreicht werden.
- Eine medikamentöse Zwangsbehandlung durch den Notarzt ist nach der bestehenden Rechtslage nur schwer zu begründen und sollte deswegen so weit wie möglich vermieden werden.

Korrespondenzadresse

Dr. M. Pook
BDH-Klinik Elzach – Fachklinik für neurologische Rehabilitation
Am Tannwald 1–3, 79215 Elzach
melanie.pook@bdh-klinik-elzach.de

Einhaltung ethischer Richtlinien

Interessenkonflikt. M. Pook, W. Trägner, M. Gahr, B.J. Connemann und C. Schönfeldt-Lecuona geben an, dass kein Interessenkonflikt besteht.

Dieser Beitrag beinhaltet keine Studien an Menschen oder Tieren.

Literatur

1. Schönfeldt-Lecuona C, Dirks B, Wolf RC et al (2008) Psychiatrische Notfälle im Notfall- und Rettungswesen: Grundlagen der Diagnostik und Therapie. Notf Rettungsmedizin 11:525–530. doi:10.1007/s10049-008-1073-1
2. Schönfeldt-Lecuona C, Dirks B, Wolf RC et al (2008) Psychiatrische Notfälle im Notfall- und Rettungswesen: Häufige Symptomkonstellationen und deren Behandlung. Notf Rettungsmedizin 11:531–536. doi:10.1007/s10049-008-1074-0
3. Pajonk F-G, Schmitt P, Biedler A et al (2008) Psychiatric emergencies in prehospital emergency medical systems: a prospective comparison of two urban settings. Gen Hosp Psychiatry 30:360–366. doi:10.1016/j.genhosppsych.2008.03.005
4. Luiz T, Huber T, Schieth B, Madler C (2000) Einsatzrealität eines städtischen Notarztdienstes: Medizinisches Spektrum und lokale Einsatzverteilung. Anästhesiol Intensiv 41:765–773
5. Pajonk FG, Bartels HH, Biberthaler P et al (2001) Der psychiatrische Notfall im Rettungsdienst Häufigkeit, Versorgung und Beurteilung durch Notärzte und Rettungsdienstpersonal. Nervenarzt 72:685–692. doi:10.1007/s001150170047
6. Lieb K (2003) Acute treatment of psychiatric excitation. What to do when the patient is out of control?. MMW Fortschr Med 145:49–51
7. Dubin WR (1989) The role of fantasies, countertransference, and psychological defenses in patient violence. Hosp Community Psychiatry 40:1280–1283

8. Piechniczek-Buczek J (2006) Psychiatric emergencies in the elderly population. Emerg Med Clin North Am 24:467–490, viii. doi:10.1016/j.emc.2006.01.008
9. Bernal M, Haro JM, Bernert S et al (2007) Risk factors for suicidality in Europe: results from the ESEMED study. J Affect Disord 101:27–34. doi:10.1016/j.jad.2006.09.018
10. Pajonk FG (2001) Der aggressive Patient im Rettungsdienst und seine Herausforderungen. Notf Rettungsmedizin 4:206–216. doi:10.1007/s100490170074
11. Wolf A, Müller MJ, Pajonk F-GB (2013) Psychopharmaka im Notarztdienst. Notf Rettungsmedizin 16:397–407 doi:10.1007/s10049-013-1699-5
12. Tonn P, Reuter S, Treder B, Dahmen N (2004) Die präklinische Behandlung von akut erregten, deliranten oder psychotischen Patienten durch den Notarzt. Notf Rettungsmedizin 7:484–492. doi:10.1007/s10049-004-0689-z
13. Benkert O, Hippius H (2015) Kompendium der Psychiatrischen Pharmakotherapie. Springer, Berlin
14. Pfizer Deutschland GmbH. Fachinformation Tavor pro injectione. http://online.rote-liste.de
15. Kwentus J, Riesenberg RA, Marandi M et al (2012) Rapid acute treatment of agitation in patients with bipolar I disorder: a multicenter, randomized, placebo-controlled clinical trial with inhaled loxapine. Bipolar Disord 14:31–40. doi:10.1111/j.1399-5618.2011.00975.x

16. Wolf A, Müller MJ, Pajonk F-GB (2013) Psychopharmakotherapie im Notarztdienst. Notf Rettungsmedizin 16:477–491. doi:10.1007/s10049-013-1701-2
17. Björkman S, Rigemar G, Idvall J (1997) Pharmacokinetics of midazolam given as an intranasal spray to adult surgical patients. Br J Anaesth 79:575–580
18. Huf G, Coutinho ESF, Adams CE (2009) [Haloperidol plus promethazine for agitated patients – a systematic review]. Rev Bras Psiquiatr 31:265–270
19. Bassenge P, Palandt O (2015) Bürgerliches Gesetzbuch: mit Nebengesetzen; insbesondere mit Einführungsgesetz (Auszug) einschließlich Rom I-, Rom II- und Rom III-Verordnungen sowie Haager Unterhaltsprotokoll und EU-Erbrechtsverordnung, Allgemeines Gleichbehandlungsgesetz (Auszug), Wohn- und Betreuungsvertragsgesetz, BGB-Informationspflichten-Verordnung, Unterlassungsklagengesetz, Produkthaftungsgesetz, Erbbaurechtsgesetz, Wohnungseigentumsgesetz, Versorgungsausgleichsgesetz, Lebenspartnerschaftsgesetz, Gewaltschutzgesetz. Beck, München
20. Kostorz P (2011) Die ärztliche Behandlung einwilligungsunfähiger Patienten im Licht des neuen Patientenverfügungsrechts nach §§ 1901a und 1901b BGB. Das Gesundheitswesen 73:13–19. doi:10.1055/s-0030-1255077
21. Fogel D, Steinert T (2012) Aggressive und gewalttätige Patienten – Fixierung. Lege Artis 2:28–33. doi:10.1055/s-0032-1302472

Notfall Rettungsmed 2015 · 18:325–339
DOI 10.1007/s10049-015-0023-y
Online publiziert: 23. Mai 2015
© Springer-Verlag Berlin Heidelberg 2015

Redaktion
R. Kollmar, Darmstadt
G. Matthes, Berlin
G. Rücker, Rostock
S. Somasundaram, Berlin
U. Zeymer, Ludwigshafen

T. Kleemann · M. Strauß · K. Kouraki
Klinikum Ludwigshafen, Medizinische Klinik B, Ludwigshafen, Deutschland

Akute Notfälle bei Schrittmacherträgern

Zusammenfassung

Mit dem Anstieg der alternden Gesamtbevölkerung ist zu erwarten, dass die Anzahl der akuten Notfälle bei Schrittmacherträgern zunimmt. Schrittmacherspezifische Probleme wie Schrittmachertachykardien oder Schrittmacherfehlfunktionen können Notfallzustände bei Schrittmacherträgern auslösen, die vom Notarzt erkannt und akut behoben werden können. Die Magnet-Auflage kann sinnvoll sein, um im Notfall Schrittmachertachykardien zu unterbinden. Bei Patienten mit akutem Koronarsyndrom kann dagegen die primäre Infarktdiagnostik erschwert sein, wenn zur Interpretation des Schrittmacherelektrokardiogramms (Schrittmacher-EKG), verursacht durch ventrikuläre Stimulation, konventionelle Ischämiekriterien nicht angewendet werden können. Die Interpretation des Schrittmacher-EKG erfordert daher spezielle Kenntnisse der Schrittmachertherapie (z. B. Stimulation uni- oder bipolar, Modus VVI oder DDD) und setzt Basisschrittmacherkenntnisse im Notdienst voraus, die auch vom Nichtexperten beherrscht werden müssen. Der vorliegende Beitrag vermittelt eine Zusammenfassung der Schrittmachergrundlagen und behandelt mögliche Notfallzustände bei Schrittmacherträgern.

Schlüsselwörter

Akutes Koronarsyndrom · Tachykardie · Bradykardie · Myokardinfarkt · Dysfunktion

Lernziele

Nach der Lektüre dieses Beitrags …
- sind Sie in der Lage, bei einem Notfallpatienten schrittmacherspezifische Probleme wie Schrittmachertachykardien oder -fehlfunktionen zu erkennen.
- wissen Sie, in welchen Situationen Schrittmachertachykardien mithilfe einer Magnetauflage unterbunden werden können.
- verfügen Sie über Basisschrittmacherkenntnisse.
- fühlen Sie sich sicher in der Interpretation des Schrittmacherelektrokardiogramms (Schrittmacher-EKG).

Einleitung

Die Gerätetherapie in der Kardiologie bietet heutzutage viele Optionen zur Behandlung von kardialen Erkrankungen. Neben der **klassischen Schrittmachertherapie** zur Behandlung von symptomatischen Bradykardien gibt es u. a. Spezialschrittmacher wie kardiale Resynchronisationssysteme, Modulatoren der kardialen Kontraktilität, Vagusstimulatoren und Defibrillatoren zur Behandlung von tachykarden Herzrhythmusstörungen. Der vorliegende Beitrag bezieht sich auf die klassische Schrittmachertherapie zur Behandlung von **symptomatischen Bradykardien**.

Mit dem Anstieg der alternden Gesamtbevölkerung ist zu erwarten, dass die Zahl der akuten Notfälle bei Schrittmacherträgern zunimmt. Der durchschnittliche Schrittmacherpatient ist bei Erstimplantation 78 Jahre alt. Es sind 17 % der Patienten jünger als 70 Jahre (Stand 2012). Gerätedaten und Einstellung sind dem **Gerätepass** zu entnehmen und können für die weitere Behandlung in der Klinik entscheidend behilflich sein. Daher ist zu sorgen, dass der Patient in einer Notfallsituation den Schrittmacherausweis unbedingt bei sich führt.

> **Der durchschnittliche Schrittmacherpatient ist bei Erstimplantation 78 Jahre alt**

Schrittmacherindikation

Die Schrittmacherindikation lässt sich auf 2 Kriterien reduzieren: 1) typische Symptomatik mit 2) begleitender dokumentierter Bradykardie. Die Bradykardie kann passager (z. B. intermittierende Pausen bei Sick-Sinus-Syndrom) oder permanent auftreten wie z. B. beim permanentem atrioventrikulären (AV)-Block III. Grades. Hieraus ergibt sich, dass sind Schrittmacherpatienten je nach Resteigenrhythmus teilweise oder komplett schrittmacherabhängig sind.

> **Je nach Resteigenrhythmus sind Schrittmacherpatienten teilweise oder komplett schrittmacherabhängig**

Acute emergencies in pacemaker wearers

Abstract
With the increase in the age of the total population it is to be expected that the number of acute emergencies involving patients with pacemakers will also increase. Specific pacemaker problems, such as pacemaker tachycardia or pacemaker dysfunction can trigger off emergency situations in pacemaker patients, which can be recognized and acutely resolved by the emergency physician. The placement of a magnet on the pacemaker may be useful in order to terminate pacemaker tachycardia in an emergency or to temporarily bridge the loss of pacemaker stimulation. However, for patients with acute coronary syndrome a pacemaker can complicate the diagnosis of acute myocardial infarction if the electrocardiogram (ECG) is altered by pacemaker stimulation. Thus, basic knowledge about pacemaker ECG and pacemaker therapy is essential for an emergency physician. This article gives a brief summary of the basic principles of pacemaker function and deals with possible emergency situations in patients with pacemakers.

Keywords
Acute coronary syndrome · Tachycardia · Bradycardia · Myocardial infarction · Dysfunction

Tab. 1 Beispiele verschiedener Stimulationsmodi

Stimulationsmodus	Beschreibung	EKG-Beispiel
Unipolare Stimulation	Große „Stimulation-Spikes": Stimulus zwischen Elektrodenspitze und Gehäuse	
Bipolare Stimulation	Kleine Stimulation-Spikes: Stimulus zwischen Elektrodenring und -spitze	
AAI-Modus	Nur Vorhofstimulation	
VVI-Modus	Nur Ventrikelstimulation	
DDD-Modus	Vorhof- und Ventrikelstimulation	
CRT-Modus	Biventrikuläre Stimulation	

AAI atriale Stimulation, atriale Wahrnehmung, inhibiert bei Wahrnehmung; *CRT* kardiale Resynchronisationstherapie; *DDD* atriale und ventrikuläre Stimulation, atriale und ventrikuläre Wahrnehmung, inhibiert als AAI oder VVI in derselben Kammer und triggert bei atrialer Wahrnehmung auf den Ventrikel (z. B. VAT bei AV-Block III. Grades); *VVI* ventrikuläre Stimulation, ventrikuläre Wahrnehmung, inhibiert bei Wahrnehmung.

Tab. 2 NBG-Code zur Nomenklatur der Schrittmachertherapie

1. Buchstabe	2. Buchstabe	3. Buchstabe	4. Buchstabe
Stimulierte Kammer	Wahrgenommene Kammer	Reaktion auf die Wahrnehmung	Frequenzanpassung
0: keine	0: keine	0: keine	0: keine
A: Atrium	A: Atrium	T: Getriggert	R: „rate modulation" (Frequenzadaptation)
V: Ventrikel	V: Ventrikel	I: Inhibiert	
D: doppelt (A + V)	D: doppelt (A + V)	D: doppelt (T + I)	
S: „single" (A oder V)	S: „single" (A oder V)		

AAI atriale Stimulation, atriale Wahrnehmung, inhibiert bei Wahrnehmung, *DDD* atriale und ventrikuläre Stimulation, atriale und ventrikuläre Wahrnehmung, inhibiert als AAI oder VVI in derselben Kammer und triggert bei atrialer Wahrnehmung auf den Ventrikel (z. B. VAT bei AV-Block III. Grades); *NBG* NASPE/BPEG Generic Pacemaker Code, *VVI* ventrikuläre Stimulation, ventrikuläre Wahrnehmung, inhibiert bei Wahrnehmung.

Tab. 3 Leitsymptome und mögliche schrittmacherassoziierte Differenzialdiagnosen

Leitsymptom	SM-assoziierte Differenzialdiagnose	Maßnahme
Bradykardie, Synkope	SM-Fehlfunktion: „exit block", Batterieerschöpfung, SM-Inhibition durch „oversensing"	EKG, ggf. Magnet-Auflage, externer Pacer, Katecholamingabe
Tachykardie	SM-Tachykardie	EKG, Magnet-Auflage
Dyspnoe	SM-Fehlfunktion, Pneumothorax, Perikarderguss	EKG, Thoraxröntgen, Echokardiographie
Brustschmerz	Akutes Koronarsyndrom	EKG, Transport in Zentrum mit Herzkatheter
Fieber, Schüttelfrost	Tascheninfektion, Sondenendokarditis	SM-Tascheninspektion, Echo, Blutkultivierung

EKG Elektrokardiographie, *SM* Schrittmacher.

Häufige Schrittmacherindikationen sind [1]:

- Sick-Sinus-Syndrom,
- höhergradige AV-Blockierungen mit Beschwerden oder
- bradykardes Vorhofflimmern.

Schrittmachertypen

Es gibt Ein-, Zwei- oder Dreikammerschrittmacher (■ Tab. 1):
— Einkammerschrittmacher stimulieren in der Regel den rechten Ventrikel (VVI-Schrittmacher). Eine Ausnahme ist der AAI-Schrittmacher; hierbei wird nur der Vorhof stimuliert.
— Bei Zweikammerschrittmachern wird mithilfe einer 2. Elektrode zusätzlich der rechte Vorhof erregt (DDD-Schrittmacher).
— Die 3. Elektrode des Dreikammerschrittmachers stimuliert den linken Ventrikel, um eine Resynchronisation der Ventrikelkontraktion bei vorbestehendem Linksschenkelblock und Herzinsuffizienz zu erreichen (CRT-Schrittmacher).

Die internationale Nomenklatur der Schrittmacher richtet sich nach dem NBG-Code

Die internationale Nomenklatur der Schrittmacher richtet sich nach dem NASPE/BPEG Generic Pacemaker Code (NBG-Code, NASPE: North American Society of Pacing and Electrophysiology, BPEG: British Pacing and Electrophysiology Group; ■ Tab. 2): Der 1. Buchstabe steht für die wichtigste Funktion des Schrittmachers, die Stimulation. A oder V stehen für den Ort der Stimulation (A: Atrium, V: Ventrikel, D: dual: A + V). Der 2. Buchstabe gibt den Ort der Wahrnehmung an. Der 3. Buchstabe steht für die Art der Steuerung des Schrittmachers (T: getriggert, I: inhibiert, D: T + I).

Schrittmacherelektrokardiogramm

Bei programmierter **unipolarer Stimulation** ist der unipolare „Stimulation-Spike" im EKG leicht erkennbar (■ Abb. 1), da das Energiefeld zur Stimulationsabgabe zwischen dem Gerät und der Elektrodenspitze aufgebaut wird.

Dabei wird manchmal auch die Brustmuskulatur miterregt, sodass es zu einem unangenehmen Muskelzucken kommen kann. Daher überwiegt heutzutage zum Nachteil des EKG-Befunders die bipolare Stimulation, bei der das elektrische Feld zwischen der Elektrodenspitze und dem ca. 1 cm entfernten Elektrodenring aufgebaut wird. Dies führt dazu, dass die Schrittmacher-Spikes bei bipolarer Stimulation nur noch angedeutet erkennbar sind (■ Abb. 2). Weitere Kennzeichen einer ventrikulären Schrittmacherstimulation sind der verbreiterte Kammerkomplex, ein überdrehter Lagetyp und die linksschenkelblockartige Konfiguration bei rechtsventrikulärer apikaler Elektrodenlage.

Bei bipolarer Stimulation wird das elektrische Feld zwischen Elektrodenspitze und dem ca. 1 cm entfernten Elektrodenring aufgebaut

Magnetfunktion

Lediglich durch Magnet-Auflage kann der Schrittmacher von außen beeinflusst werden

In einer Notfallsituation stellt die Magnet-Auflage die einzige Möglichkeit dar, den Schrittmacher von außen zu beeinflussen. Eine Magnet-Auflage auf das Schrittmacheraggregat bewirkt eine **starrfrequente Stimulation** mit Aufhebung der Wahrnehmung und Triggerung. Die Stimulationsfre-

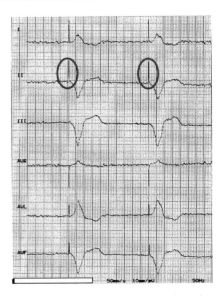

Abb. 1 ▲ Unipolare ventrikuläre Stimulation bei einem Einkammerschrittmacher

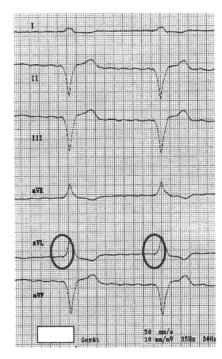

Abb. 2 ▲ Bipolare ventrikuläre Stimulation bei einem Einkammerschrittmacher; kaum erkennbare „spikes" und auffällig verbreiterter Kammerkomplex mit weit überdrehtem Lagetyp

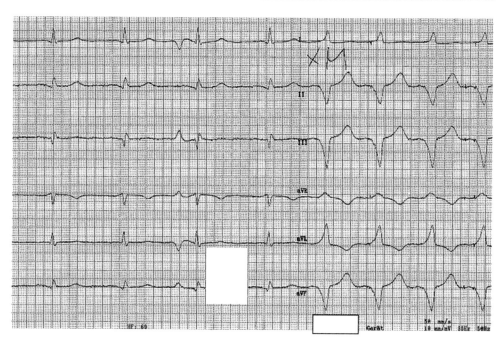

Abb. 3 ▲ Durch Magnet-Auflage (mit + M gekennzeichnet) ausgelöste D00-Stimulation (Magnetfrequenz: 100/min)

quenz ist herstellerabhängig. Bei einem VVI-Schrittmacher kommt es formal zu einer V00-Stimulation oder analog bei einem DDD-Schrittmacher zu einer D00-Stimulation (◘ **Abb. 3**).

Dies bedeutet, dass über jede vorhandene Elektrode ein vordefinierter elektrischer Impuls ohne Rücksicht auf den zugrunde liegenden **Eigenrhythmus** geschickt wird. Da in diesem Modus der Eigenrhythmus ignoriert wird, kann die blinde Stimulation mithilfe einer Magnet-Auflage im ungünstigsten Fall in die vulnerable ventrikuläre Refraktärzeit fallen und Kammerflimmern auslösen. Daher sollte eine Magnet-Auflage nur unter EKG-Monitoring und mit Defibrillator-Back-up durchgeführt werden. Mit der Magnet-Auflage kann die Stimulationsfunktion des Schrittmachers beurteilt werden. Außerdem entspricht die gemessene Stimulationsfrequenz im EKG der sog. **Magnetfrequenz**. Diese lässt Rückschlüsse auf den Ladezustand der Batterie zu. Allerdings ist die Magnetfrequenz von Hersteller zu Hersteller verschieden und muss aus dem Schrittmacherausweis oder aus Schrittmachernachschlagewerken entnommen werden. Im Notfall kann der Magnet auf dem Krankentransport über den Schrittmacher geklebt werden, ggf. sogar mit breitem Pflaster wie Fixomull®.

Manchmal ist nicht bekannt, ob der Patient einen Schrittmacher oder einen implantierbaren Kardioverter/Defibrillator (ICD) trägt. Im Gegensatz zur Magnet-Auflage beim Schrittmacher hat die Magnet-Auflage beim ICD keinen Einfluss auf die antibradykarde Stimulation. Beim ICD werden temporär die antitachykarden Funktionen wie ICD-Schock deaktiviert. Sowohl für den Schrittmacher als auch für den ICD gilt, dass nach Aufhebung der Magnetwirkung automatisch die ursprünglichen Funktionen wiederhergestellt sind.

> Eine Magnet-Auflage sollte nur unter EKG-Monitoring und mit Defibrillator-Back-up durchgeführt werden

> Beim ICD werden temporär die antitachykarden Funktionen deaktiviert

Symptome einer Schrittmacherdysfunktion

Symptome einer Schrittmacherdysfunktion können sein:
- Schwindel oder Synkopen bei Ausfall der Stimulation,
- hämodynamische Instabilität,
- Belastungsdyspnoe bei Batterieerschöpfung,
- Tachykardie bei Schrittmachertachykardien.

Besteht der Verdacht auf eine Schrittmacherdysfunktion, sollte der Patient in eine Klinik mit Möglichkeiten der Schrittmacherabfrage transportiert werden. Eine präklinische Therapie ist nur bei instabilen Patienten notwendig (◘ **Tab. 3**).

> Der Verdacht auf Schrittmacherdysfunktion erfordert die Einweisung des Patienten in eine Klinik mit Schrittmacherabfragemöglichkeit

Tab. 4 Häufige Schrittmacherfehlfunktionen

Schrittmacherfehlfunktion	Beschreibung	EKG-Beispiel
Ventrikulärer „exit block"	Nach dem Ventrikelstimulus kommt keine direkte elektrische Antwort	
Ventrikulärer Wahrnehmungsverlust	Der Stimulus kommt am Ende bzw. nach dem Kammerkomplex	
Atrialer Exit block	Die Vorhofstimuli werden nicht beantwortet	
Intermittierender Verlust der atrialen Wahrnehmung	Die ersten 2 Schläge sind regelrecht, beim 3. und 4. Schlag kommt der atriale Stimulus nach der P-Welle	
Vorhofsondendislokation in den Ventrikel	Der atriale Stimulus (1. „spike") stimuliert den Ventrikel, der 2. Spike (Ventrikelelektrode) kommt am Ende des Kammerkomplexes	

Tab. 5 Differenzialdiagnose der Schrittmachertachykardien

Schrittmachertachykardien	Beschreibung
„Endless-loop"-Tachykardie (■ Abb. 7)	Nach ventrikulärer Stimulation kommt es zur retrograden Erregung des Vorhofs. Der Zweikammerschrittmacher erkennt die Vorhoferregung und beantwortet diese im Ventrikel. Dies löst wieder eine retrograde Vorhoferregung aus; der Vorgang wiederholt sich
Tachykarde Überleitung einer atrialen Tachykardie	Eine Vorhoftachykardie wird als Sinustachykardie fehlgedeutet und durch den Schrittmacher 1:1 auf den Ventrikel übergeleitet
Tachykarde Überleitung von Vorhofflattern oder -flimmern bei fehlendem oder nichtfunktionierendem „mode switch" (■ Abb. 8 und 9)	Vorhofflattern wird nicht erkannt, da die 2. P-Welle in den Kammerkomplex fällt, oder das Vorhofflimmern wird z. B. bei atrialem „undersensing" nicht erkannt. Es tritt kein Mode switch auf, und die atriale Erregung wird tachykard übergeleitet
Schrittmachertachykardie durch atriales „oversensing"	Artefakte wie Myopotenziale werden als atriale Potenziale fehlgedeutet und auf den Ventrikel übergeleitet
Schrittmachertachykardie durch überempfindlichen Sensor	Zu hohe Frequenz durch Überreaktion eines nichtoptimierten Sensors

Synkope

Synkopen bei Schrittmacherpatienten sind auch nach Schrittmacherimplantation häufig

Beispielhafte Situation. Ein Schrittmacherpatient hat eine Synkope erlitten oder bemerkt einen **langsamen Puls**. Welche Differenzialdiagnosen sind möglich?

Synkopen bei Schrittmacherpatienten sind auch nach Schrittmacherimplantation häufig. Da es sich bei Schrittmacherpatienten meist um ältere Patienten handelt, können auch neurokardiogene oder orthostatische Synkopen z. B. bei Exsikkose auftreten oder durch Medikamente verursacht sein. Ein EKG und eine Schrittmacherabfrage sind notwendig, um eine **Schrittmacherfehlfunktion** auszuschließen. Beispiele für Synkopen bei Schrittmacherfehlfunktion können sein (■ Tab. 4):
- Stimulationsverlust des Schrittmachers,
- Oversensing.

Stimulationsverlust des Schrittmachers

Der **„exit block"** (■ Abb. 4) kann z. B. Folge einer totalen Batterieerschöpfung, einer Sondendislokation (■ Abb. 5) oder eines Reizschwellenanstiegs sein. Im EKG (■ Abb. 4) sind noch Spikes zu erkennen, jedoch ist der Stimulus zu schwach, um eine elektrische Erregung zu erzeugen. Im Fall eines Reizschwellenanstiegs könnte eine Anhebung des Schrittmacher-Output das Problem beheben, wenn die Reizschwelle nicht zu weit angestiegen ist. Dies kann durch eine **Umprogrammierung** des Schrittmachers im Krankenhaus gelingen. Bis dahin muss mit Katecholamin- oder/und Atropingaben die Eigenfrequenz des Patienten angehoben werden. Bei insuffizientem Eigenrhythmus trotz medikamentöser Therapie besteht die Indikation zum externen Pacing.

Bei nicht zu starkem Reizschwellenanstieg kann die Anhebung des Schrittmacher-Output das Problem beheben

Bei externem Pacing ist Folgendes zu beachten:
- *Der Output sollte hoch gewählt werden, um eine sichere Stimulation zu gewährleisten.* Am besten hoch beginnen und dann ggf. langsam absenken, um die Reizschwelle zu bestimmen. Die emp-

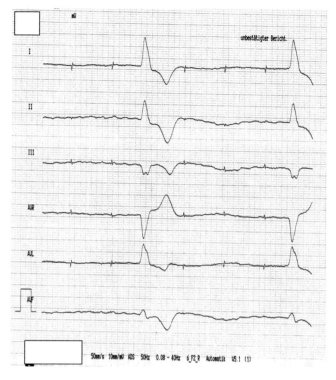

Abb. 4 ◄ „Exit block" des Schritt-machers. Nach dem „spike" folgt keine elektrische Antwort

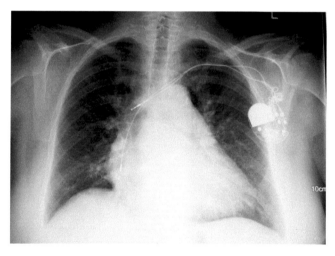

Abb. 5 ◄ Dislokation von Vorhof- und Ventrikelsonde bei einem Patienten mir Twiddler-Syndrom. Der Patient hat am Aggregat gedreht und die Sonden dabei aufgewickelt. Alternativ kann sich das Schritt-macheraggregat bei zu lateral angelegter Tasche selbst aufgewickelt haben

fohlene Stromstärke sollte sicher über der Reizschwelle liegen. Empfohlen werden 5–10 mA über der Reizschwelle.

— *Die Überwachung der Stimulation sollte mithilfe der Pulskurve des Pulsoxymeters oder manueller Pulskontrolle erfolgen* und nicht allein mithilfe des EKG. Das EKG wird durch die Stimulations-artefakte so überlagert, dass ein sicheres Erkennen der effektiven Stimulation nicht möglich ist.

— *Der Patient muss sediert werden*, da die externe Stimulation sehr schmerzhaft ist.

„Oversensing"

Durch die Fehlwahrnehmung von Muskelartefakten (◘ **Abb. 6**) wird der Schrittmacher inhibiert, sodass die Stimulation ausfällt. Mit der Magnet-Auflage kann hier passager Abhilfe geschaffen werden, da der Magnet die Wahrnehmung aufhebt und eine starrfrequente **blinde Stimulation** (V00 oder D00) bewirkt.

Der Schrittmacher wird durch die Fehlwahrnehmung von Muskelarte-fakten inhibiert

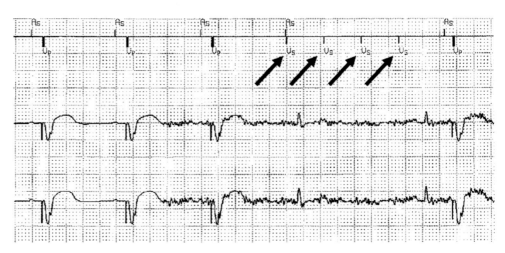

Abb. 6 ▲ Zunächst eine regelrechte Vorhofwahrnehmung *(AS)* und getriggerte ventrikuläre Stimulation *(VP)* in Markerkanal *(oberste Zeile)* des Schrittmachers und den beiden EKG-Ableitungen. Artefakte wie Myopotenziale, die das EKG überlagern, werden als intrinsische Ventrikelaktionen *(Vs)* fehlgedeutet („oversensing", *Pfeile*) und inhibieren die Schrittmacherstimulation. (Aus „Sachkundekurs HSM-Therapie in Straubing, 11/14, Fall 27", mit freundlicher Genehmigung der Fa. Biotronik)

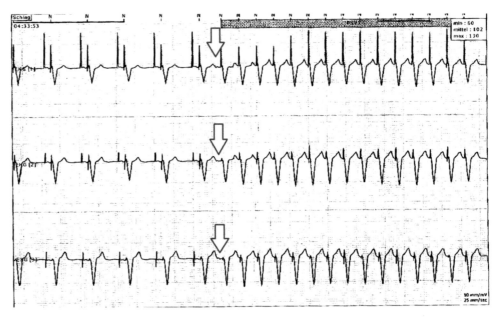

Abb. 7 ▲ Zunächst atriale und ventrikuläre Stimulation, dann führt eine intrinsische atriale Extrasystole *(Pfeile)* zur Triggerung einer ventrikulären Stimulation mit retrograder Vorhoferregung, die in einer „Endless-loop"-Tachykardie resultiert

Tachykardien

Beispielhafte Situation. Ein Schrittmacherträger klagt über **paroxymales Herzrasen**, das mithilfe des EKG dokumentiert werden konnte (◘ **Abb. 7**). Wie ist das Vorgehen?

Schrittmacherpatienten können mit Tachykardien auffällig werden. Da der Schrittmacher selbst Schrittmachertachykardien verursachen kann, ist es wichtig zu differenzieren, ob eine schrittmacherinduzierte oder eine intrinsische Tachykardie wie z. B. supraventrikuläre oder ventrikuläre Tachykardien vorliegen (◘ **Tab. 5**).

Eine Schrittmachertachykardie kann an folgenden Eigenschaften erkannt werden:

- Es liegt eine Tachykardie mit breiten Kammerkomplexen vor. Jedem Kammerkomplex geht ein Schrittmacherstimulus voraus.
- Die Tachykardiefrequenz ist nicht höher als die programmierte obere Grenzfrequenz.

Zwischen der schrittmacherinduzierten und der intrinsischen Tachykardie muss differenziert werden

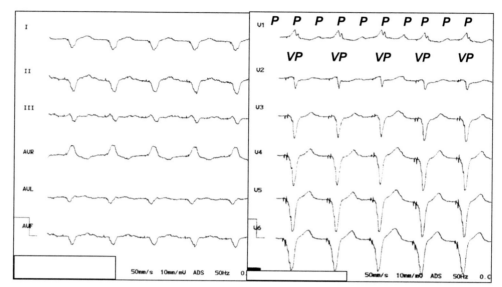

Abb. 8 ▲ Vorhofflattern mit atrialer Frequenz von 280/min (P) und ventrikulärer Frequenz von 140/min aufgrund tachykarder Überleitung auf den Ventrikel (VP = ventrikuläre Stimulation). Es handelt sich um einen biventrikulären Schrittmacher (CRT-Schrittmacher). Die 2. P-Welle fällt genau in den Kammerkomplex, so dass der Schrittmacher diese nicht erkennt und nicht überleitet. Damit erkennt der Schrittmacher die hohe atriale Frequenz von 280/min nicht, geht folglich nicht in den Mode-Switch, sondern leitet die für ihn sichtbare P-Welle auf den Ventrikel mit einer resultierenden Frequenz von 140/min über.

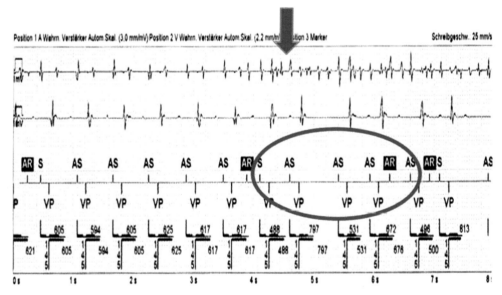

Abb. 9 ▲ 1. Zeile intrakardiales EKG des Vorhofs, 2. Zeile intrakardiales EKG des Ventrikels, 3. Zeile Markerkanal. Dieser zeigt an, was der Schrittmacher erkennt (AS = intrinsische Vorhofaktivität wahrgenommen, AR = intrinsische Vorhofaktivität wahrgenommen, jedoch in der einprogrammierten atrialen Refraktärzeit). Zu Beginn besteht Sinusrhythmus mit intrinsischer Vorhofwahrnehmung (AS) und ventrikulärer Antwort (VP). Im 2. Teil des EKGs erkennt man hochfrequente Potentiale auf dem Vorhofkanal (Vorhofflimmern), die der Schrittmacher weitgehend nicht wahrnimmt. Es sind deutlich weniger AS- oder AR-Marker annotiert (roter Kreis) als Potentiale im Vorhofkanal zu sehen sind. Es besteht atriales Undersensing, so dass der Schrittmacher den Ventrikel zu schnell stimuliert anstatt in den Mode-Switch zu gehen.

In der Regel beträgt die obere **Grenzfrequenz** ca. 120–150/min je nach Alter des Patienten und Einstellung des Schrittmachers. Diese Information kann aus dem Schrittmacherausweis des Patienten entnommen werden.

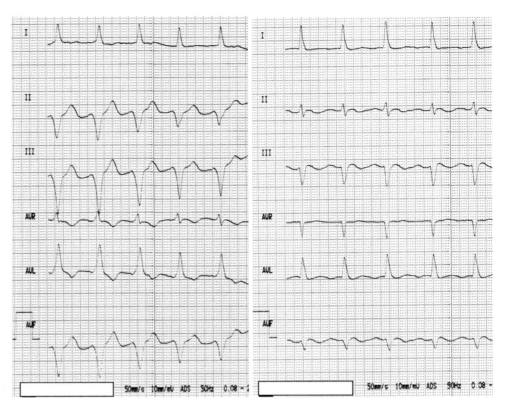

Abb. 10 ▲ *Linkes EKG* Schrittmachertachykardie (Herzfrequenz 118/min), *rechtes EKG* nach Ausschalten des Schrittmachers bleibt die Tachykardie bestehen; es handelt sich um eine SM-unabhängige intrinsische Tachykardie

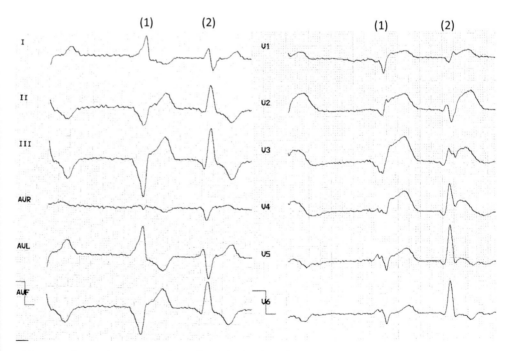

Abb. 11 ▲ Schrittmacherträger mit akuten thorakalen Beschwerden

Bei der Endless-loop-Tachykardie kommt es nach ventrikulärer Stimulation zu einer retrograden Erregung des Vorhofs über den AV-Knoten

„Endless-loop"-Tachykardie

Bei der Endless-loop-Tachykardie kommt es nach ventrikulärer Stimulation zu einer retrograden Erregung des Vorhofs über den AV-Knoten. Ein Zweikammerschrittmacher erkennt über die Vorhofsonde die Vorhoferregung und beantwortet diese im Ventrikel. Die Ventrikelstimulation löst wieder eine retrograde Vorhoferregung aus, und der Vorgang wiederholt sich. Die entstandene

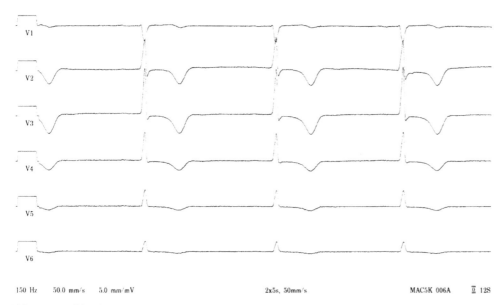

Abb. 12 ▲ Bradykarder junktionaler Eigenrhythmus nach Herabsenkung der Schrittmachergrundfrequenz; für das „cardiac memory" typische T-Inversionen

Schrittmachertachykardie (Endless loop) kann maximal so schnell wie die obere Grenzfrequenz sein (◻ **Abb. 7**). Eine Magnet-Auflage kann hier vorübergehend Abhilfe schaffen, da die **Triggerung** durch die Magnet-Auflage ausgesetzt wird (VOO- oder DOO-Modus). Letztlich muss der Schrittmacher umprogrammiert werden, um eine Reduktion der Schrittmachertachykardien zu erreichen.

Tachykardie bei Vorhofflattern/Vorhofflimmern

Schrittmachertachykardien können im Zusammenhang mit Vorhofflattern oder -flimmern auftreten. Eine Vorhoftachykardie wie Vorhofflattern kann durch den Schrittmacher tachykard auf den Ventrikel übergeleitet werden (◻ **Abb. 8**). In ◻ **Abb. 8** fällt die 2. P-Welle in den Kammerkomplex, sodass der Schrittmacher diese ignoriert. Damit erkennt der Schrittmacher die hohe atriale Frequenz von 280/min nicht und leitet die für ihn sichtbare P-Welle mit der Hälfte der atrialen Frequenz (140/min) auf den Ventrikel über. Ebenso können **feinamplitudige Ausschläge** bei Vorhofflimmern vom Schrittmacher nicht korrekt erkannt werden (◻ **Abb. 9**, rechter Teil des EKG, Markerkanal *AS* und *AR*), sodass der „mode switch" nicht funktioniert. In ◻ **Abb. 9** besteht zu Beginn ein Sinusrhythmus mit intrinsischer Vorhofwahrnehmung *(AS)* und ventrikulärer Antwort *(VP)*. Im *2. Teil* des EKG erkennt man hochfrequente Potenziale auf dem Vorhofkanal (Vorhofflimmern), die der Schrittmacher weitgehend nicht wahrnimmt. Es sind deutlich weniger AS- oder AR-Marker annotiert *(roter Kreis)*, als Potenziale im Vorhofkanal zu sehen sind. Es besteht ein atriales „undersensing", sodass der Schrittmacher den Ventrikel zu schnell stimuliert, anstatt in den „mode switch" zu gehen.

Unter Mode switch versteht man den Wechsel von DDD auf DDI, wenn ein Patient vom Sinusrhythmus in Vorhofflimmern oder -flattern umspringt. Normalerweise würde im DDD-Modus Vorhofflimmern oder -flattern tachykard übergeleitet werden, da die tachykarde Vorhoferregung jeweils eine ventrikuläre Stimulation triggert. Zum Schutz des Patienten wird ein Mode switch einprogrammiert. Übersteigt die Vorhoffrequenz eine bestimmte Frequenz (in der Regel ca. 175/min), würde der Schrittmacher diese als Vorhofarrhythmie klassifizieren und nicht mehr überleiten. Der Schrittmacher wechselt in einen anderen Modus, z. B. von DDD auf DDI 70/min und stimuliert nur noch mit 70/min. Funktioniert der Mode switch nicht, kommt es zu einer tachykarden Überleitung des Vorhofflimmerns oder -flatterns, jedoch nicht schneller als die eingestellte obere Grenzfrequenz. In diesen Fällen würde eine Magnet-Auflage die tachykarde Überleitung unterbrechen. Manchmal läuft die Tachykardie trotzdem weiter, wenn die Tachykardie schrittmacherunabhängig und eine **intrinsische Leitung** des Patienten vorhanden ist (◻ **Abb. 10**).

Weitere Ursachen

Weitere Ursachen für Schrittmachertachykardien können „Artefakt-Sensing" im Vorhofkanal wie Myopotenziale sein, die auf den Ventrikel übergeleitet werden. Andere Ursachen für Schrittmacher-

> Vorhofflattern kann durch den Schrittmacher tachykard auf den Ventrikel übergeleitet werden

> Unter Mode switch versteht man den Wechsel von DDD auf DDI

> „Artefakt-Sensing" im Vorhofkanal kann auf den Ventrikel übergeleitet werden

tachykardien können aus der Überreaktion eines **nichtoptimierten Schrittmachersensors** resultieren (**Tab. 5**).

Akutes Koronarsyndrom

Beispielhafte Situation. Ein Schrittmacherpatient stellt sich mit länger anhaltenden **thorakalen Beschwerden** vor. Das EKG zeigt ein Schrittmacher-EKG (**Abb. 11**). Wie ist das Vorgehen?

Für Schrittmacherpatienten mit akutem anhaltenden Thoraxschmerz gelten die gleichen Leitlinien wie für Patienten ohne Schrittmacher. Ein EKG sollte innerhalb von 10 min geschrieben werden. Es ergeben sich 2 Möglichkeiten:

Ein EKG sollte innerhalb von 10 min geschrieben werden

- Der Patient ist durchgehend ventrikulär schrittmacherstimuliert und damit das EKG nichtinterpretierbar. Die Diagnose eines „ST-elevation myocardial infarction" (STEMI) kann nicht ausgeschlossen werden. Dieser Patient sollte wie ein Patient mit Linksschenkelblock behandelt und sofort einer Koronarangiographie zugeführt werden. Oder es gelingt spätestens in der Klinik mithilfe einer Schrittmacherumprogrammierung, die Schrittmachergrundfrequenz so abzusenken, dass der Eigenrhythmus erkennbar und beurteilbar ist, um einen STEMI zu bestätigen oder auszuschließen. Wichtig hierzu ist die Vorlage des Schrittmacherausweises, damit der Hersteller ermittelt und das geeignete Abfragegerät von der Klinik organisiert werden kann. Eine Absenkung der Schrittmachergrundfrequenz ist dann sinnvoll, wenn bei dem Patienten noch ein Eigenrhythmus mit mindestens junktionalem Rhythmus vorhanden ist. Im Fall des fehlenden oder nur ventrikulären Ersatzrhythmus wie bei vorbestehendem AV-Block III. Grades kann ein STEMI nicht ausgeschlossen werden. In **Abb. 11** ist das EKG eines Patienten mit akutem Vorderwandinfarkt und intermittierender Schrittmacherstimulation gezeigt. Der intrinsische Schlag (2) ist diagnostisch und zeigt eine signifikante ST-Hebung. Auch der schrittmacherstimulierte Schlag (1) lässt eine ST-Hebung vermuten, wäre jedoch allein nicht beweisend für einen akuten Vorderwandinfarkt.
- Bei dem Patienten der **Abb. 12** erschien nach Herabsenkung der Schrittmachergrundfrequenz ein bradykarder junktionaler Eigenrhythmus. Damit können ST-Hebungen ausgeschlossen werden. Die T-Inversionen können durch Repolarisationsstörungen nach Schrittmacherstimulation entstehen („cardiac memory") und sind daher nicht als Hinweis für eine koronare Herzkrankheit verwertbar.

Dyspnoe

Bei Dyspnoe in Zusammenhang mit einer frischen Schrittmacherimplantation sollte an einen Pneumothorax oder Perikarderguss gedacht werden. Ebenso können Schrittmacherfehlfunktionen wie Sondendislokation, Stimulationsverlust, fehlerhafte Programmierung oder Batterieerschöpfung zu einer Dyspnoe führen.

Fieber

Schrittmachersysteme können sich infizieren und sich wie folgt manifestieren:
- Tascheninfektion (gerötete Schrittmachertasche) oder
- Systeminfektion mit Beteiligung der Sonden (Sondenendokarditis).

Leitsymptome stellen Fieber, Schüttelfrost, eine gerötete oder schmerzhafte Schrittmachertasche dar.

Defibrillation bzw. Kardioversion

Ein Schrittmacher kann durch eine externe elektrische Kardioversion zerstört werden

Ein Schrittmacher kann durch eine externe elektrische Kardioversion zerstört werden. Ebenso kann die Schockenergie im ungünstigen Fall auf die Spitze der ventrikulären Elektrode übertragen und hier einen Exit block erzeugen, der passager (ca. 30 min!) oder auch permanent sein kann. Im Notfall sollten die externen Paddles oder Patch-Elektroden soweit wie möglich vom Schrittmacher entfernt aufgesetzt werden. Ideal wäre eine **anteriorposteriore Position** der Klebeelektroden [2].

Fazit für die Praxis

- Im Notfall kann bei einem Oversensing oder einer Schrittmachertachykardie die Magnet-Auflage passager hilfreich sein.
- Patienten mit Schrittmacherproblemen sollten in eine Klinik mit Schrittmacherabfragemöglichkeit gebracht werden.
- Bei schrittmacherstimulierten Patienten mit Verdacht auf akuten Herzinfarkt sollte der Schrittmacher so umprogrammiert werden, dass ST-Hebungen im EKG beurteilt werden können.
- Die Mitnahme des Schrittmacherausweises erleichtert das weitere Vorgehen für die Klinik.

Korrespondenzadresse

Dr. T. Kleemann
Klinikum Ludwigshafen
Medizinische Klinik B, Bremserstr. 79, 67063 Ludwigshafen
kleemann.thomas@web.de

Einhaltung ethischer Richtlinien

Interessenkonflikt. T. Kleemann, M. Strauß und K. Kouraki geben an, dass kein Interessenkonflikt besteht.

Dieser Beitrag beinhaltet keine Studien an Menschen oder Tieren.

Literatur

1. European Society of Cardiology (ESC), European Heart Rhythm Association (EHRA), Brignole M, Auricchio A, Baron-Esquivias G, Bordachar P, Boriani G, Breithardt OA, Cleland J, Deharo JC, Delgado V, Elliott PM, Gorenek B, Israel CW, Leclercq C, Linde C, Mont L, Padeletti L, Sutton R, Vardas PE (2013) ESC guidelines on cardiac pacing and cardiac resynchronization therapy: the task force on cardiac pacing and resynchronization therapy of the European Society of Cardiology (ESC). Developed in collaboration with the European Heart Rhythm Association (EHRA). Europace 15:1070–1118

2. Israel CW, Nowak B, Willems S, Bänsch D, Butter C, Doll N, Eckardt L, Geller JC, Klingenheben T, Lewalter T, Schumacher B, Wolpert C (2011) Empfehlungen zur externen Kardioversion bei Patienten mit Herzschrittmacher oder implantiertem Kardioverter/Defibrillator. Kardiologe 5:257–263

Notfall Rettungsmed 2015 · 18:421–437
DOI 10.1007/s10049-015-0042-8
Online publiziert: 24. Juli 2015
© Springer-Verlag Berlin Heidelberg 2015

Redaktion
R. Kollmar, Darmstadt
G. Matthes, Berlin
G. Rücker, Rostock
R. Somasundaram, Berlin
U. Zeymer, Ludwigshafen

CrossMark

S. Schulz-Drost · G. Matthes · A. Ekkernkamp
Klinik für Unfallchirurgie und Orthopädie, Unfallkrankenhaus Berlin, Berlin, Deutschland

Erstversorgung des Patienten mit schwerem Thoraxtrauma

Zusammenfassung

Thoraxverletzungen treten im Rahmen eines Polytraumas bei 60 % aller Patienten auf und führen in 25 % der Fälle zum Tod. Der Thorax enthält zahlreiche lebenswichtige Organe, deren physiologische Funktion durch die Unfallgewalt und durch kombinierte Verletzungen von Organsystemen lebensbedrohlich gestört werden kann. Unterschieden wird zwischen 6 unmittelbar lebensbedrohlichen und 8 weiteren Verletzungen mit potenzieller Lebensbedrohung. Diese müssen im Rahmen einer prioritätenorientierten Versorgung sicher identifiziert und behandelt werden. Eine Grundlage hierfür stellt das weltweit anerkannte ABCDE-Schema, ergänzt durch apparative Diagnostik in Form von bildgebenden Verfahren (Sonographie, Röntgen und Computertomographie), dar. Auch Kinder und alte Menschen werden nach diesem Schema behandelt, jedoch sind einige altersspezifische Besonderheiten zu beachten. Schwere Thoraxtraumen können mit höchster Versorgungsqualität in einem überregionalen Traumazentrum behandelt werden.

Schlüsselwörter

Thoraxverletzung · „Primary care" · „Secondary care" · Diagnostische bildgebende Verfahren · „Advanced-trauma-life-support"-Versorgung

Lernziele

Nach der Lektüre des Beitrags …
- **kennen Sie die Epidemiologie des schweren Thoraxtraumas.**
- **können Sie die Pathophysiologie des schweren Thoraxtraumas beschreiben.**
- **ist Ihnen das diagnostische Vorgehen bekannt.**
- **wissen Sie, wie eine leitliniengerechte, prioritätenorientierte Therapie durchzuführen ist.**

Grundlagen

Epidemiologie

Im deutschen Raum stellt das Thoraxtrauma die zweithäufigste traumabedingte Todesursache nach dem Schädelhirntrauma dar [1, 2]. Betrachtet man die Verletzungsschwere der betroffenen Organsysteme eines polytraumatisierten Patienten, wie Schädel, Thorax, Abdomen, Becken und Extremitäten, so versterben 25% dieser Patienten an den Folgen eines Thoraxtraumas.

Im inzwischen über 20-jährigen Erfassungszeitraum des **Traumaregisters** der Deutschen Gesellschaft für Unfallchirurgie e. V. (DGU) weisen polytraumatisierte Patienten mit einer Gesamtverletzungsschwere einen relativ konstanten Anteil von Thoraxtraumen, etwa 60%, auf (Injury Severity Score, ISS ≥16 Punkte; [3]).

Im Gegensatz hierzu machen Thoraxtraumen einen etwa 10- bis 15%igen Anteil aller unfallbedingten Krankenhausaufnahmen und hinsichtlich der Gesamtmenge aller ärztlich – auch ambulant – behandelter Unfallfolgen etwa 8–10% aus [4].

Unfallgenese

Die weitaus häufigste Ursache für Thoraxtraumen sind hierzulande mit über 90% **stumpfe Traumata**, dementsprechend nur selten penetrierende Verletzungen [3].

Anatomie

Der Thorax wird den großen Körperhöhlen zugeordnet. In seiner Einzigartigkeit enthält er Strukturen mit **lebenswichtigen Organen** des luftleitenden, gasaustauschenden und kreislauferzeugenden Systems. Der Brustkorb ist nach oben hin durch den Schultergürtel mit den angrenzenden Schlüsselbeinen und dem Übergang zum Hals begrenzt. Nach unten hin grenzt das Zwerchfell, der wich-

> **Das Thoraxtrauma stellt im deutschen Raum die zweithäufigste traumabedingte Todesursache dar**

> **Thoraxtraumen machen einen etwa 10- bis 15%igen Anteil aller unfallbedingten Krankenhausaufnahmen aus**

Primary treatment of patients with severe chest injuries

Abstract

Chest injuries occur in approximately 60% of patients with multiple trauma and lead to death in 25% of the cases. Numerous important organs are situated within the thoracic cavity. Their function can be severely disrupted due to trauma to one single organ or to a combination of different organ systems. Potential injuries can be divided into two groups, the "lethal six" and another eight potentially life-threatening injuries. Hence, a secure diagnosis and management strictly following prioritization is necessary. One possibility is the ABCDE algorithm, which is very commonly used worldwide and completed by the use of adjunct diagnostics in the form of imaging procedures, such as ultrasound, X-ray and computed tomography (CT) scanning. Children and the elderly are best treated following the same algorithm while keeping in mind some age-specific features. Severe chest trauma is best managed in a level 1 trauma center.

Keywords

Chest injury · Primary care · Secondary care · Diagnostic imaging · Advanced trauma life support care

tigste Atemmuskel, die Thoraxräume vom Bauchraum ab. Die äußere Begrenzung des Thorax wird durch die Brustwand gebildet. Diese besteht aus Haut, Muskelschichten und den knöchernen Anteilen der Brustwand. Im vorderen Bereich liegt das Brustbein als schützender Knochen vor den Thoraxorganen, daran seitlich angrenzend und bogenförmig bis nach hinten reichend die Rippen und schließlich im hinteren Bereich die Brustwirbelsäule (BWS). Diese ist aus 12 Brustwirbeln gebildet. Daran angrenzend entspringen jeweils die rechte und linke Rippe eines Rippenpaars. Die Rippen I–VII haben in der Regel direkte Verbindung zum Sternum und werden als **echte Rippen** bezeichnet. Die Rippen VIII, IX und X vereinigen sich beidseits im vorderen bis seitlichen Bereich zum Rippenbogen und münden schließlich in den Ansatz der Rippe VII. Die Rippen XI und XII enden frei im Weichteilgewebe.

> Die Brustwirbelsäule wird aus 12 Brustwirbeln gebildet

Im oberen Bereich der knöchernen Brustwand setzt unmittelbar der Schultergürtel mit Schlüsselbein, Schulterblatt und Oberarm sowie der dazugehörigen, reichhaltigen Muskulatur an. Die einzige knöcherne Verbindung der Arme zum Körper liegt im Gelenk zwischen Brustbein und Schlüsselbein, im sog. Sternoklavikulargelenk. Im Inneren des Brustkorbs sind 3 wesentliche Räume voneinander abgegrenzt. Im Zentrum des Thorax, hinter dem Brustbein und vor der Wirbelsäule findet sich das **Mediastinum** (der Mittelfellraum), das lebenswichtige Organe, wie Luftröhre und Hauptbronchien, Herz und die großen Gefäße sowie Speiseröhre, Ductus thoracicus und wichtige Nerven beinhaltet. Je links und rechts davon wird eine Pleurahöhle abgegrenzt, in der sich die beiden Lungenflügel befinden (◻ **Abb. 1a, b**). Der linke Lungenflügel ist in einen Ober- und einen Unterlappen, der rechte Lungenflügel in Ober-, Mittel- und Unterlappen unterteilt. Diese sind jeweils mit dem Mediastinum über den sog. Lungenhilus verbunden. Über diesen Weg gelangt das luftleitende System in die Lungen und schließlich über feinste Aufästelungen der Bronchien in die Alveolen; hier wird der Gasaustausch mit dem Blutsystem ermöglicht. Auch dieses gelangt über den Lungenhilus und feinste Aufästelungen ins Lungenparenchym, wobei die beiden Lungenarterien und die 4 Lungenvenen den Hauptlungenkreislauf bilden. Daneben benötigen die Lungen eine eigene Durchblutung ihrer Zellen, die durch die sog. **Vasa privata**, arterielle Gefäße aus dem Körperkreislauf, gewährleistet wird.

> Die einzige knöcherne Verbindung der Arme zum Körper liegt im Sternoklavikulargelenk

> Lungenarterien und die 4 Lungenvenen bilden den Hauptlungenkreislauf

Physiologie

Die Atemluft gelangt durch die **luftleitenden Wege** Trachea, Bronchien und Bronchiolen letztlich in die Alveolen. Durch die elastische Aufspannung der Knorpelspangen an Trachea und Bronchien bleiben die Luftwege offen.

Luft strömt durch einen im Thoraxraum erzeugten Unterdruck in die Lungen ein. Dieser wird durch eine Ausdehnung des innerthorakalen Raums erzeugt. Hierbei heben sich die Rippen, vermittelt durch die Zwischenrippen- sowie Atemhilfsmuskulatur, und gleichzeitig senkt sich das kuppelförmig im Körper einliegende Zwerchfell in Richtung Bauchraum. Die gesunden Lungen kleben gewissermaßen an der Brustwand, da sie von einer luftdichten, serösen Hülle umgeben werden, der **Pleura visceralis** (Lungenfell), die an der ebenso glatten inneren Begrenzung der knöchernen Brustwand, der **Pleura parietalis** (Rippenfell), klebt. Somit bewirkt jede Ausdehnung des Brustkorbs eine passive Dehnung der Lungen und auf diesem Weg einen unterdruckvermittelten Atemlufteinstrom. Zwischen den beiden Pleurablättern, im **Pleuraspalt**, herrschen absolute Luftleere und ein Unterdruck.

> Luft strömt durch einen im Thoraxraum erzeugten Unterdruck in die Lungen ein

Das **Herz** ist ein gekammerter Hohlmuskel, dessen Durchblutung durch die Herzkranzgefäße gewährleistet und das vom Herzbeutel nach außen umschlossen sowie geschützt wird. Durch einen immerwährenden rhythmischen Herzschlag von etwa 60–80 Schlägen/min bei einem gesunden Erwachsenen wird die normale Kreislauffunktion aufrechterhalten. Eine entscheidende Rolle spielen hier physiologische Druckverhältnisse im Thorax und die Unversehrtheit der aufgezeigten Strukturen.

> Physiologische Druckverhältnisse im Thorax spielen eine entscheidende Rolle für die Kreislauffunktion

Gewalteinwirkung auf den Brustkorb kann die beschriebenen anatomischen Gegebenheiten nachhaltig schädigen und somit zu akuter Lebensbedrohung führen. Ein Thoraxtrauma kann die Schädigung mehrerer Organsysteme verursachen. Nach den gültigen und weltweit anerkannten Inhalten des Protokolls Advanced Trauma Life Support (ATLS®) werden in **prioritätenorientierter Reihenfolge** Störungen des Atemwegs, der Atemfunktion und Belüftung, des Kreislaufs, der neurologischen Funktion und der Umgebungsbedingungen zu einer ABCDE-Regel zusammengefasst (◻ **Tab. 1**).

> Ein Thoraxtrauma kann die Schädigung mehrerer Organsysteme verursachen

Mögliche Atemwegsstörungen können durch Verletzungen oder Verlegung der luftleitenden Wege (Trachea und Bronchien) entstehen. Als Verletzung ist eine Zerreißung oder gar Durchtrennung

> Als Verletzung ist eine Zerreißung oder Durchtrennung ebenso denkbar wie eine Knorpelspangenfraktur

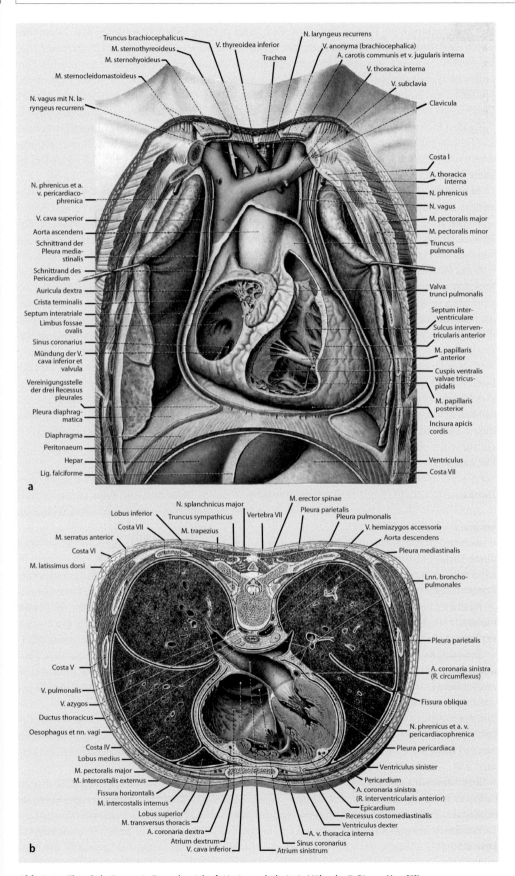

Abb. 1 ▲ **a** Thorakale Organe in Frontalansicht, **b** Horizontalschnitt in Höhe der 7. Rippe. (Aus [5])

Tab. 1	ABCDE-Regel gemäß ATLS®	
A	„Airway"	Sichern des Atemwegs und Immobilisierung der HWS
B	„Breathing"	Sicherstellung der Ventilation und Oxygenierung
C	„Circulation"	Blutungen stoppen, Stabilisierung des Kreislaufs
D	„Disability"	Neurologische Funktion: GCS und Pupillen
E	„Exposure, environment"	Entkleiden, Wärmeerhalt, Reevaluation der Situation

ATLS Advanced Trauma Life Support, *GCS* Glasgow Coma Scale, *HWS* Halswirbelsäule.

ebenso denkbar wie eine Knorpelspangenfraktur. Eine **Verlegung** der Atemwege kann folgende Ursachen haben:

— intrinsisch:
  - Verlust der Schutzreflexe (z. B. bei Bewusstseinsstörungen),
  - Schwellung (z. B. nach thermischem Inhalationstrauma),
  - Aspiration von Flüssigkeiten, z. B. Blut und Sekret,
  - Aspiration von Fremdkörpern, beispielsweise ausgeschlagene Zähne,

— extrinsisch in Form einer Kompression durch:
  - umgebende Hämatome, wie sie bei Einblutung in Hals und mediastinale Weichteile beobachtet werden,
  - Intrusion von Fremdkörpern wie Pfählungsverletzung, Stich- oder Schusswaffen, dislozierende Knochen wie z. B. einer hinteren Sternoklavikulargelenkluxation.

Störungen der Belüftung der Lungen und somit der **Oxygenierung** des Blutes können prinzipiell durch Störungen der Atemmechanik und des Atemantriebs oder deren Kombinationen verursacht werden. Verletzungen des Lungenparenchyms an sich, z. B. Einrisse, Kontusionen oder Inhalationstraumata, können die Atemmechanik beeinträchtigen. Hier stellt der Pneumothorax, also der Lufteintritt in den sonst luftleeren Pleuraspalt, die häufigste Verletzung dar. Sammelt sich diese Luft bei fortlaufender Atemtätigkeit oder Beatmung, wird sich ein Spannungsverhältnis aufbauen und Druck auf die umliegenden Organe ausüben. Es entsteht also ein lebensbedrohlicher **Spannungspneumothorax**.

> Der Pneumothorax stellt die häufigste Verletzung dar

Auch Durch Einblutung in eine Thoraxhälfte kann die Lunge komprimiert und am Gasaustausch gehindert werden. Des Weiteren kann bei einer Zwerchfellverletzung eine Verlagerung von Bauchorganen in den Brustkorb erfolgen, die **Enterothorax** genannt wird. Auch hierdurch wird die betreffende Lunge komprimiert. Letztlich ist ebenso ein genereller Zwerchfellhochstand aufgrund einer Lähmung oder einer abdominellen Begleitverletzung mit dortiger Druckerhöhung (**abdominelles Kompartmentsyndrom**) für eine Einschränkung der Atemfunktion in Betracht zu ziehen.

> Durch Einblutung in eine Thoraxhälfte kann die Lunge komprimiert werden

Atemlähmungen können im Rahmen einer Querschnittslähmung bei hohen Brust- oder Halswirbelläsionen auftreten, ebenso wie bei direkter Schädigung des N. phrenicus und bei Zwerchfellverletzungen.

Eine weitere große Gruppe bilden die Verletzungen der knöchernen Brustwand, des Sternums und der Rippen, die durch schmerzhafte oder instabile Frakturmuster zur Atemeinschränkung führen können. Bei einzelnen Rippenbrüchen und Rippenserienbrüchen ohne relevante Instabilität liegt der Fokus in einer suffizienten Schmerztherapie. Davon abzugrenzen sind Verletzungen mit Instabilität des Brustkorbs, die zur respiratorischen Insuffizienz und in der Folge zur **Beatmungspflichtigkeit** führen können. Bei Auftreten von mehrfragmentären Rippenbrüchen an mindestens 3 benachbarten Rippen entsteht ein **instabiles Brustwandsegment**, das nicht der normalen Atemmechanik folgt und eine paradoxe Atmung, also ein Einsinken der Brustwand bei Inspiration und ein Hervorwölben bei Exspiration, verursacht. Tritt diese schwere Verletzung beidseitig auf, ist sie akut lebensbedrohlich. Infolge der damit verbundenen Störungen der Atemmechanik droht eine unmittelbare respiratorische Insuffizienz.

> Instabile Frakturmuster können zur Atemeinschränkung führen

Probleme der Kategorie C (◘ **Tab. 1**), Störungen der Kreislauffunktion, können ebenso durch Druckerhöhung im Brustkorb, also einen Spannungspneumothorax, wie auch eine **Perikardtamponade** (durch in den Herzbeutel eintretendes Blut mit folgender Herzkompression) auftreten und zur Minderung der Pumpfunktion des Herzens führen. Verletzungen des Herzens wie Kontusion, Ruptur der inneren Strukturen mit Riss von Klappensegeln oder dem Septum bewirken ebenso wie eine perforierende Herzverletzung Einschränkungen oder Versagen der Pumpfunktion. Die größ-

> Die größte und häufigste Gruppe der C-Probleme bilden akute Blutungen

Tab. 2 Lebensbedrohliche Verletzungen

Unmittelbar lebensbedrohliche Verletzungen („lethal six")	Potenziell lebensbedrohliche Verletzungen
Atemwegsobstruktion	Einfacher Pneumothorax
Spannungspneumothorax	Hämatothorax
Offener Pneumothorax	Lungenkontusion
Instabiler Thorax und Lungenkontusion	Verletzungen des Tracheobronchialsystems
Massiver Hämatothorax	Stumpfe Herzverletzung
Herzbeuteltamponade	Traumatische Aortenruptur
	Traumatische Zwerchfellruptur
	Ösophagusruptur
⇨ Identifikation im „primary survey"	⇨ Identifikation im „secondary survey"

te und häufigste Gruppe der C-Probleme bilden jedoch die akuten Blutungen. Bei Verletzungen des Herzens und der großen Gefäße, insbesondere der Aorta und großer Lungengefäße, kann es zum abrupten **Massenblutverlust** kommen, der eine unmittelbare lebensbedrohliche Situation darstellt. Auch Verletzungen sonstiger Gefäße, wie der A. subclavia, Interkostalarterien, A. thoracica interna, V. azygos u.v.m., stellen ernst zu nehmende bis kritische Verletzungen dar. Die schwere Blutung führt unbehandelt rasch zum **hämorrhagischen Schock** und soll daher schnellstmöglich identifiziert und gestillt werden.

Diese Übersicht veranschaulicht eindrucksvoll, welche komplexen Störungen der physiologischen Funktionen durch ein Thoraxtrauma verursacht werden können. Um die entstehende Lebensgefahr abzuwenden und richtig intervenieren zu können, müssen diese Störungen zunächst im Rahmen einer körperlichen Untersuchung korrekt identifiziert und dann suffizient behandelt werden [6]. Hier hat sich ebenfalls, nach internationalem Standard anerkannt, ein prioritätenorientiertes Konzept durchgesetzt. Dieses wird in weltweit gültigen Kursformaten für die präklinische Schwerverletztenversorgung, z. B. Pre Hospital Trauma Life Support (PHTLS), und innerklinisch nach dem ATLS-Standard gelehrt [7, 8].

Die unmittelbar und die darüber hinaus potenziell lebensbedrohlichen Verletzungen werden in ◘ **Tab. 2** zusammengefasst.

„Primary survey"

Zunächst sind die Symptome der unmittelbar lebensbedrohlichen Verletzungen zu identifizieren; dies geschieht im Rahmen der Ersteinschätzung des Patienten, dem Primary survey. Erst nach Beseitigung dieser unmittelbaren lebensbedrohlichen Situationen erfolgt die gezielte Suche nach Verletzungen durch eine gründliche Ganzkörperuntersuchung mit Reevaluation der bisherigen Maßnahmen im Rahmen des „secondary survey" [8].

Das prioritätenorientierte Vorgehen der Ersteinschätzung wird im Algorithmus (◘ **Abb. 2**) übersichtlich dargestellt.

Atemweg und Belüftung

Gemäß den prioritätenorientierten Maßnahmen beginnt die Ersteinschätzung mit:
- Überprüfung der Atemwege und
- Verabreichung von Sauerstoff.

Eine freie Mund- und Rachenhöhle ist ebenso zu überprüfen wie ein intaktes Kehlkopfgerüst und eine normale Trachea ohne Verlagerung oder Luftaustritt. Fallen zu diesem Zeitpunkt bereits Hinweise für einen Spannungspneumothorax oder – seltener – ein mediastinales Emphysem auf, sind diese unverzüglich zu entlasten. Dies geschieht mit der besten Effizienz durch die sofortige Einlage einer Saugdrainage in den betreffenden Raum. Als überbrückende Sofortmaßnahme kann auch die **Entlastungspunktion** der Pleurahöhlen in Monaldi-Position mit einer großlumigen Kanüle erfolgen, gefolgt von der Drainagenanlage (◘ **Abb. 3, 4, 5**). Häufig wird diese Technik jedoch als nicht effizient diskutiert [6, 8]. Alternativ kann die Pleura auch einfach chirurgisch mittels Finger-Minithorakotomie eröffnet

Im Rahmen der Ersteinschätzung werden unmittelbar lebensbedrohliche Verletzungen identifiziert

Ein Spannungspneumothorax ist durch sofortige Einlage einer Saugdrainage unverzüglich zu entlasten

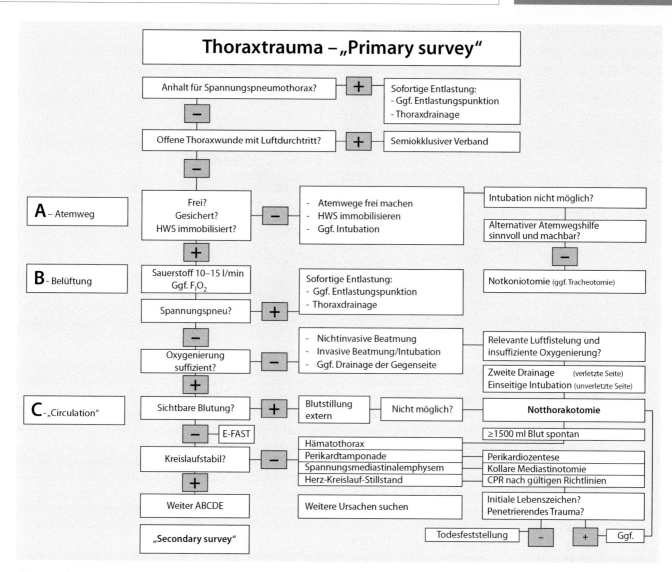

Abb. 2 ▲ Behandlungsalgorithmus des „primary survey" Er beinhaltet auch die frühzeitige, fokussierte Notfallsonographie, z.B. *E-FAST* extended focussed assessment sonography in trauma, *CPR* kardiopulmonale Reanimation, F_iO_2 inspiratorische Sauerstofffraktion, *HWS* Halswirbelsäule

werden, ebenfalls gefolgt von der Anlage einer Thoraxdrainage. Ein eventuell erst mittels Notfalldekompression geschaffener Pneumothorax ist im Verlauf ggf. mittels Thoraxdrainage zu entlasten [6].

Ist der Atemweg verlegt oder ist die Verlegung zu erwarten, z. B. durch zunehmende Schwellung oder Erlöschen der Schutzreflexe im Rahmen einer Bewusstlosigkeit, muss dieser definitiv gesichert werden; dies sollte durch einen geblockten, bevorzugt oral eingeführten, Endotrachealtubus durchgeführt werden. In diesem Zug ist unbedingt auf eine ausreichende **Halswirbelsäulenstabilisierung** des Traumapatienten zu achten. Mögliche externe Kompressionen der luftleitenden Wege sollten, wenn irgend möglich, beseitigt werden. Dies kann ausnahmsweise die Entfernung von eingedrungenen Fremdkörpern bei perforierender Verletzung oder die akute Reposition einer dorsalen Sternoklavikulargelenkluxation bedeuten, um den Druck von der Trachea zu beseitigen.

Nach Sicherung und Überprüfung des Atemwegs wird die **Atemtätigkeit** untersucht. Der Brustkorb wird auf offene Wunden und pathologische Atemmuster inspiziert sowie bezüglich Instabilitäten und Krepitation palpiert. Auch hier ist auf das Vorliegen eines möglichen Hautemphysems, das ein Indikator für einen Spannungspneumothorax sein kann, besonders zu achten.

Im Anschluss erfolgen die **Auskultation** beider Lungenfelder und wiederum bei klinischem Hinweis auf einen Spannungszustand die oben genannten Drainagemaßnahmen. Zeigt sich eine manifeste oder drohende respiratorische Insuffizienz, ist eine Beatmung durchzuführen. Unter kontrollierten Bedingungen kann diese durch eine nichtinvasive Maskenbeatmung („non-invasive Venti-

Die definitive Atemwegsicherung sollte durch den Endotrachealtubus erfolgen

Auf das Vorliegen eines Hautemphysems ist zu achten

Bei respiratorischer Insuffizienz ist eine Beatmung durchzuführen

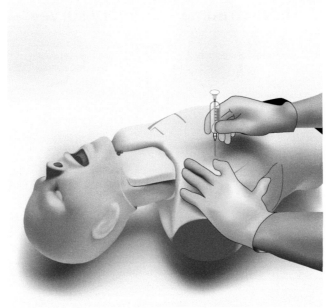

Abb. 3 ◄ Nadeldekompression im 2. bis 3. Interkostalraum in der Medioklavikularlinie

lation", NIV) vorgenommen werden. Im Notfall werden jedoch eine Intubation und **kontrollierte Beatmung** erforderlich werden. Tritt über die etablierte Thoraxdrainage eine große Menge von Luft aus, ist von einer sog. Fistelung, meist basierend auf dem Einriss von Lungenparenchym, auszugehen. Wenn durch die Drainage keine suffiziente Oxygenierung erreicht werden kann, ist eine zweite Thoraxdrainage zu etablieren und ebenfalls mit Sog zu konnektieren.

Reicht auch diese Maßnahme nicht aus, wird die operative Intervention mit **Leckage-Verschluss** erforderlich werden. Hierzu bedarf es der thoraxchirurgischen Expertise. Als überbrückende Maßnahme kann präklinisch bei Vorhandensein eines intakten Lungenflügels auf der Gegenseite die einseitige Intubation dieser Seite oder innerklinisch eine **seitengetrennte Beatmung** erwogen werden. Diese Maßnahmen bedürfen jedoch einer hohen Expertise; und ihre Therapieerfolgschancen müssen gründlich bedacht werden.

Die lungenprotektive Beatmung wird angestrebt

Generell wird die lungenprotektive Beatmung mithilfe druckkontrollierter Beatmungsform, einem Atemzugvolumen um die 6 ml/kgKG sowie einem an Oxygenierung und Hämodynamik angepassten positiven endexspiratorischen Druck („positive end-expiratory pressure", PEEP) und einem inspiratorischen Sauerstoffanteil angestrebt. Dabei sind u. a. mithilfe des **kontinuierlichen Monitorings** der Herzfrequenz, des Blutdrucks und der pulsoxymetrisch gemessenen Sauerstoffsättigung (S_pO_2) auch der endtidale Kohlenstoffdioxidanteil ($etCO_2$) zu überwachen und die Beatmung ggf. entsprechend anzupassen. Der Patient ist unter Kontrolle der Kreislaufparameter zu analgosedieren.

„Circulation"

Mit dringlicher Priorität sind akute Blutungsquellen zu suchen

Die Evaluation der Kreislaufparameter gibt Auskunft über die aktuelle Kreislauffunktion. Mit dringlicher Priorität sind akute Blutungsquellen zu suchen. Hierbei wird nach externem Blutaustritt gesucht. Thorakale Wunden werden mit einem 3-seitig verschlossenen Folienverband steril abgedichtet, um thorakale Luft entweichen lassen zu können. Des Weiteren sind folgende 4 wichtige Räume beim Schwerverletzten auf das Vorliegen einer akuten Blutung zu inspizieren:

Die klinische Untersuchung sollte den Verdacht einer Blutung bei hochgradiger thorakaler Instabilität und externen Kontusionsmarken stellen

- beidseitige Pleurahöhlen,
- Bauchraum,
- Becken und
- Oberschenkel.

Im Rahmen eines Thoraxtraumas sind beide Pleurahöhlen und der (Ober-)Bauch zu untersuchen. Die reine klinische Untersuchung sollte den Verdacht einer Blutung bei hochgradiger thorakaler In-

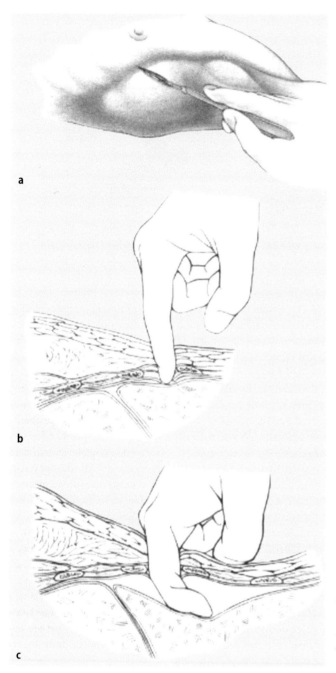

Abb. 4 ◄ Anlage einer Thoraxdrainage in Bülau-Position über Minithorakotomie. **a** Hautschnitt, **b** stumpfe Perforation der Pleura, **c** Austasten, gefolgt von Einlage der Drainage. (Aus [9])

stabilität und externen Kontusionsmarken stellen. Ergänzend zur Auskultation können Sonographie und Perkussion der Lungenfelder hilfreich sein. Während bei Luftansammlungen im Thorax ein eher hypersonorer Klopfschall zu hören sein wird, lässt sich beim **Hämatothorax** eher ein gedämpfter, tympanitischer Klopfschall vernehmen. Bei Hinweisen auf das Vorliegen eines Hämatothorax ist ebenfalls eine Thoraxdrainage an der betreffenden Lokalisation anzulegen. Fördert diese Drainage initial mehr als 1500 ml Blut oder über einen Zeitraum von 3 weiteren Stunden Blutvolumina von je 200 ml, kann eine Thorakotomie zur Blutstillung erforderlich werden. Auch bei einer Blutung sollte an die etablierte Thoraxdrainage ein Sog von ca. 20 cm Wassersäule in Kombination mit einer Überdruckbeatmung angelegt werden, um die Lungen möglichst rasch vollständig zu entfalten und die Blutung wirksam tamponieren zu können. Keinesfalls sollte die Drainage bei Austritt von größeren Mengen Bluts abgeklemmt werden.

Liegt eine Verminderung der Herzleistung vor, obwohl keine offensichtliche Blutung zu detektieren ist, muss eine Perikardtamponade gefunden oder ausgeschlossen werden; in der Regel geschieht

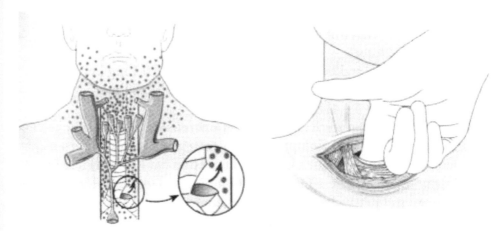

Abb. 5 ▲ *Links* Mediastinalemphysem, *rechts* kollare Mediastinotomie. (Quelle: [10] Elsevier/Urban&Fischer)

Die suffiziente Entlastung des Herzens kann durch eine Perikardiotomie erzielt werden

dies ebenfalls mithilfe der Sonographie. Liegt diese vor, muss unverzüglich eine Entlastung des Perikards und somit des Herzens erfolgen. Diese kann nur suffizient durch eine chirurgische Intervention in Form einer Perikardiotomie erzielt werden. Ist diese nicht unmittelbar durchführbar, kann als erste Maßnahme eine **Perikardpunktion** mit einer großblumigen Nadel erfolgen, um den intraperikardialen Druck temporär zu entlasten. Im Weiteren wird jedoch eine chirurgische Intervention durch Perikardiotomie erforderlich werden. Abhängig von der Verletzungssituation wird diese über eine Sternotomie oder eine anterolaterale linksseitige Thorakotomie durchzuführen sein. Standardzugang beim Trauma ist die **anterolaterale Thorakotomie** der führend verletzten Seite. Diese kann bei Notwendigkeit über das Sternum hinaus auf die Gegenseite zur bilateralen Thorakotomie („clamshell") erweitert werden und ermöglicht eine adäquate Übersicht für die Therapie der entsprechenden Organverletzungen, auch bei Verletzungen der Herzhinterwand [11]. Herzverletzungen, insbesondere mit Zerstörung innerer Strukturen, wie der Klappen oder der Herzscheidewand, bedürfen der sofortigen Versorgung durch Ärzte mit herzchirurgischer Expertise an einem entsprechenden Zentrum.

Bei instabilen Kreislaufverhältnissen sind unverzüglich Blutprodukte zur Transfusion bereitzustellen

Liegen instabile Kreislaufverhältnisse vor oder drohen diese einzutreten, ist unverzüglich die Bereitstellung von Blutprodukten zur Transfusion gemäß dem Protokoll des jeweiligen Krankenhauses erforderlich. Dieses sollte auf den europäischen Leitlinien zum Management bei Blutung und Koagulopathie Schwerverletzter basieren. Oberstes Gebot muss die **sofortige Blutungsstillung** sein.

Eine Thorakotomie kann beim hochgradig instabilem bzw. reanimationspflichtigen Patienten erwogen werden, wenn Lebenszeichen, wie z. B. eine pulslose elektrische Aktivität des Herzens, vorliegen. In der Regel besteht die Indikation beim **penetrierendem Trauma**, seltener beim stumpfen Trauma, da in der Literatur für diese Verletzungen eine geringere Erfolgsquote von Notfallthorakotomien, sog. resuszitativen Thorakotomien, beschrieben wird. Dies gilt ebenso bei allen Patienten ohne Vitalzeichen. Insofern wird in solchen Extremsituationen stets die Einzelfallentscheidung des erfahrenen Chirurgen für die Indikationsstellung maßgeblich sein.

Secondary survey

Der Patient hat vollständig entkleidet zu sein

Nachdem der Patient im Rahmen der Erstmaßnahmen stabilisiert werden konnte, hat die gründliche **Ganzkörperuntersuchung** zu erfolgen. Diese schließt sich stets an das oben geschilderte Primary survey an. Der Patient hat dafür vollständig entkleidet zu sein. Üblicherweise wird diese gründliche Ganzkörperuntersuchung im Rahmen des **innerklinischen Schockraummanagements** durchgeführt. Der verunfallte Patient sollte präklinisch mit den notwendigsten Maßnahmen stabilisiert und in die Klinik verbracht werden. In der Klinik erfolgen die stabilisierenden Maßnahmen, wie oben geschildert. Zwingen instabile Vitalparameter zum Abbruch des Schockraummanagements und zur sofortigen Operation, sind nach Operationsende eine Evaluation des Primary survey und nach Abschluss desselben die detaillierte Ganzkörperuntersuchung vorzunehmen. Während und nach der Operation erfolgt die wiederholte **Reevaluation** nach der ABCDE-Regel.

Thorax

Die Untersuchung des Thorax beginnt mit der **Halsregion** mit seinen luftleitenden Wegen. Hier wird auf die Mittelständigkeit der Trachea sowie umliegende Schwellungen, die durch Einblutungen oder Luftaustritt verursacht werden können, besonders geachtet. Die Inspektion des Halses und des Brustkorbs sucht ebenso nach Prellmarken, offenen Wunden und sonstigen äußerlich sichtbaren Hautauffälligkeiten. Im Rahmen der Ganzkörperuntersuchung ist von Kopf bis Fuß zu untersuchen.

Bei Vorliegen eines Thoraxtraumas ist explizit die Kopfregion gesondert in Augenschein zu nehmen. Punktblutungen oder flächenhafte Einblutungen in Schleimhäuten und Skleren der Augen sowie Bindehäuten können Hinweise auf eine Stauungsblutung geben, die durch einen erhöhten thorakalen Druck verursacht sein könnte. Dieser tritt im Rahmen von „Crush"-Verletzungen, Einklemmungen oder Würgeunfällen auf und kann petechiale Blutungen im Rahmen eines **Perthes-Syndroms** auslösen. Hiermit verbunden können Schwellungen des Gehirns mit konsekutiver Bewusstseinsstörung sein. Die Inspektion des Thorax wird durch das **„Logrolling"**, also einer inlinestabilisierten Umwendung des Patienten, mit Einsicht auf die Rückenregion komplettiert.

In diesem Zusammenhang wird der **Rücken** des Patienten ausgetastet. Die Wirbelsäule wird auf ihr Gefüge und die hinteren Rippen sowie die Schulterblattanteile auf ihre Stabilität oder das Vorliegen eines Emphysems überprüft. Jegliche offene Wunden werden wie oben eingangs beschrieben, steril abgedeckt, idealerweise mit einem 3-seitig okklusiven Folienverband, der das Entweichen von thorakaler Luft nach außen ermöglicht, aber von außen nach innen abdichtet. Es folgen die Überprüfung der Stabilität des Brustkorbs und das Austasten des Schultergürtels, um die Klavikulastabilität und die Artikulation zum Sternum zu prüfen, sodann die Überprüfung der sternalen Stabilität in den Bereichen Manubrium, Korpus und Xiphoid sowie im Weiteren die Überprüfung der 12 Rippenpaare. Auch in diesem Zusammenhang wird noch einmal besonderes Augenmerk auf Veränderungen der Brustwand gerichtet, wie z. B. durch Vorliegen einer instabilen Brustwandregion, Einblutungen und Luftansammlungen, Emphysem genannt.

Anschließend erfolgt noch einmal die Auskultation der Lungenfelder, um Belüftungsstörungen zu detektieren und eine mögliche Seitendifferenz des Atemgeräusches feststellen zu können. Diese wäre u. U. ein Hinweis auf einen Pneumothorax, der entlastet werden müsste. Auch **Lungenkontusionen** können eine Änderung des Atemgeräusches im Sinne einer Dämpfung verursachen und bedürfen des besonderen Augenmaßes in der Reevaluation der respiratorischen Leistung. Die Herzgeräusche werden an den üblichen 5 Punkten auskultiert. Hier werden insbesondere Rhythmus, Pulsfortleitung in die Peripherie und Reinheit der Herztöne kontrolliert. Neu aufgetretene Strömungsgeräusche können auf eine Herzklappenveränderung, z. B. durch eine Verletzung wie Abriss der Segelklappen, hindeuten. Des Weiteren sind maschinenartige Reibegeräusche pathogmonisch für eine Perikardtamponade. Hier hilft das **Elektrokardiogramm** (EKG), den Herzrhythmus regelrecht einzuschätzen und möglicherweise auftretende Repolarisationsstörungen mithilfe des 12-Kanal-EKG zu detektieren. Diese könnten Hinweis auf eine Kontusion des Herzens oder auch auf eine strukturelle Schädigung sein. Eine häufige, im Verlauf zunehmende Niedervoltage wird als pathogmonisch für eine Perikardtamponade beschrieben, umgekehrt kann ihr Fehlen eine Perikardtamponade nicht ausschließen. Daher wird die wiederholte Sonographie empfohlen.

Die Perkussion des Brustkorbs kann bei Abwesenheit von anderen diagnostischen Geräten wertvolle Hinweise zur Belüftungssituation der Lungenfelder geben. Üblicherweise wird ein sonorer Klopfschall über den Lungenfeldern zu perkutieren sein. Ist er jedoch eher hypersonor, spricht dies für eine Verdrängung des Lungenparenchyms und eine Spannungskomponente mit erheblicher Luftansammlung über dieser Region. Ist er hingegen gedämpft (**tympanitischer Klopfschall**), deutet dies auf eine Minderbelüftung des Lungenfelds, z. B. im Rahmen einer schweren Lungenkontusion oder einer Flüssigkeitsansammlung, am ehesten einem Hämatothorax entsprechend. Beide Veränderungen ziehen die unmittelbare Anlage einer Thoraxdrainage auf der betroffenen Seite, bei entsprechenden klinischen Symptomen, nach sich. Hier ist jedoch anzumerken, dass eine Perkussion häufig in der lauten Geräuschkulisse eines Notfallorts, präklinisch ebenso wie innerklinisch, und im Rahmen des Schockraummanagements schwierig zu deuten sein kann.

Auf Mittelständigkeit der Trachea und umliegende Schwellungen wird geachtet

Bei Vorliegen eines Thoraxtraumas ist die Kopfregion in Augenschein zu nehmen

Besonderes Augenmerk wird auf Veränderungen der Brustwand gerichtet

Maschinenartige Reibegeräusche sind pathogmonisch für eine Perikardtamponade

Die Perkussion des Brustkorbs kann wertvolle Hinweise zur Belüftungssituation der Lungenfelder geben

Vitalparameter

An Vitalparametern werden die Atemfrequenz, die Sauerstoffsättigung, Beatmungsparameter, einschließlich CO_2-Rückstrom über die **Kapnographie** und Kreislaufparameter mit Blutdruck und Herzfrequenz reevaluiert.

Bildgebende Verfahren

Als zusätzliche Hilfsmittel können neben dem Standard-Monitoring bildgebende Verfahren zum Einsatz kommen.

Sonographie

Durch frühzeitigen E-FAST-Einsatz können lebensbedrohliche Verletzungsfolgen rasch erkannt werden

Durch den frühzeitigen und ggf. parallelen Einsatz fokussierter Sonographie-Untersuchungsprotokolle, z. B. Extended Focussed Assessment with Sonography in Trauma (E-FAST) können (potenziell) akut-lebensbedrohliche Verletzungsfolgen rasch erkannt werden. Extended Focussed Assessment with Sonography in Trauma schließt die fokussierte Untersuchung von Thorax, Abdomen und Becken ein. Maßgebliche Verletzungsfolgen, wie beispielsweise Perikardtamponade, Pneumothorax, Hämatothorax und freie abdominelle Flüssigkeit, können schnell und sicher erkannt oder ausgeschlossen werden. Die fokussierte sonographische Beurteilung des Herzens in Kombination mit der V. cava inferior lässt Aussagen über Pumpfunktion und Volumenstatus zu, insbesondere bei auffälligen **Kreislaufverhältnissen** ohne äußerlich erkennbare Ursache. Die Sonographie ist daher heutzutage Bestandteil eines jeden Schockraummanagements, gibt wertvolle Hinweise bei der Erkennung von ABC-Problemen und wird deswegen beispielsweise nach ATLS im Primary Survey frühzeitig eingesetzt.

Im Secondary Survey liefert die Sonografie ein wertvolles Werkzeug zur Reevaluation und bei ggf. primär nicht indizierter CT-Diagnostik zur Detektion weiterer Verletzungen.

Thoraxröntgen

Eine Standarduntersuchung zur Ersteinschätzung ist die **Röntgenübersichtsaufnahme** des Thorax im Liegen beim schwerverletzten Patienten.

Die Tubuslagekontrolle hat stets über eine Kapnographie zu erfolgen

Diese liefert wertvolle Aussagen über die Lage der Atemwegshilfe, z. B. auch die Tubustiefe, kann in diesem Zusammenhang jedoch die tracheale Position nicht sicher bestätigen. Begleitend zu Auskultation und Standardmonitoring hat die Tubuslagekontrolle stets über eine Kapnographie zu erfolgen.

Die beiden Lungenfelder können hinsichtlich ihrer Transparenz, Belüftung und des Vorliegens eines Pneumo- oder Hämatothorax geprüft werden, des Weiteren Lage und Weite des Mediastinums, Lage und Konturschärfe des Zwerchfells und die Brustwand mit der Frage nach dislozierenden Frakturen, Luftansammlungen außerhalb der Lungengrenzen und Vorliegen von Fremdkörpern. In einigen Schockräumen Deutschlands ist diese Aufnahme als initiale Untersuchung direkt auf der Behandlungsliege schon während des Primary survey verfügbar; in anderen Krankenhäusern ist der Transfer des Patienten in die Röntgenabteilung notwendig. In diesem Zusammenhang dürfen keinesfalls Maßnahmen des Primary survey verzögert werden, im weiteren Verlauf wird eher ein schnittbildgebendes Verfahren zur genauen Statusabklärung indiziert sein. Ventrale Pneumothoraces können häufig nicht im anterior-posterioren Nativröntgen am liegenden Patienten dargestellt werden.

Computertomographie

Die Umgebungsbedingungen können mithilfe der CT detailliert beschrieben werden

Den Standard der bildgebenden Verfahren beim Polytraumatisierten stellt heutzutage die Computertomographie (CT) dar. Sie ist schnell verfügbar und weist eine hohe Sensitivität sowie Spezifität zur Detektion von Verletzungen der verschiedenen Organsysteme auf. Beim Polytrauma können mit ihrer Hilfe beispielsweise die korrekte Lage der Atemwegshilfe, auch eines geblockten Tubus in der Trachea, gesichert, Lungenfelder und -ausdehnung exakt beurteilt sowie deren Belüftungssituation eingeschätzt werden. Mithilfe der CT ist die Lage des Mediastinums beurteilbar, ein größerer Perikarderguss oder die Ruptur großer Gefäße mit konsekutiver mediastinaler Einblutung ist auffind- und einschätzbar. In den meisten Fällen kann das Zwerchfell regelrecht abgebildet werden, und es können Rupturen gezeigt oder ausgeschlossen werden. Schließlich sind die Umgebungsbedingungen mithilfe der CT besonders detailliert zu beschreiben. Fremdkörper, Luftansammlungen und Frakturmuster von knöchernen Brustwandverletzungen können sehr genau lokalisiert und beschrieben werden. In diesem Zusammenhang ist darauf hinzuweisen, dass eine CT nach erfolgreichem Abschluss des Primary survey durchgeführt werden kann und sollte. Muss der Primary survey aufgrund instabiler Vitalparameter des Patienten abgebrochen und eine Operation durchgeführt werden, darf diese keinesfalls durch die aufwendige CT-Diagnostik verzögert werden. Nach Durchführung der Notfallmaßnahmen im OP kann die CT im Rahmen des anschließenden Secondary survey, wie oben beschrieben, erfolgen.

Therapeutisches Vorgehen

Liegt ein während des Secondary survey diagnostizierter einfacher Pneumothorax vor, ist befundabhängig zu entscheiden, ob dieser entlastungswürdig ist oder zunächst beobachtet werden kann. Generell können kleinere Pneumothoraces, auch bis hin zum schmalen Mantelpneumothorax, zunächst beobachtet werden. Im Fall der Beatmung sollte jedoch aufgrund des Atemüberdrucks großzügig die Indikation zur Thoraxsaugdrainage gestellt werden.

Kleinere Pneumothoraces können zunächst beobachtet werden

Bei Vorliegen eines Hämatothorax ist ebenfalls zu erwägen, ob dieser entlastungswürdig ist. Im Fall instabiler Kreislaufverhältnisse wurde er bereits im Primary survey entlastet. Liegen nun stabile Kreislaufverhältnisse vor, kann eine Drainage etabliert werden, um das Hämatom zu entleeren und ein Monitoring der noch abgesonderten Blutmenge in den nächsten Stunden zu ermöglichen. Persistiert eine Blutung trotz adäquater Umfeldmaßnahmen, kann eine operative Versorgung erforderlich werden.

Auch unter stabilen Kreislaufverhältnissen kann ein Hämatothorax drainagewürdig sein

Das Vorliegen einer ausgedehnten Lungenkontusion oder auch einer instabilen Brustwand erfordert ein besonderes Augenmerk der Oxygenierung und die Beatmung mithilfe des PEEP. Hier ist eine regelmäßige klinische Prüfung der Atemfunktion, z. B. hinsichtlich einer suffizienten Atemmechanik, und der Oxygenierungsparameter erforderlich. Zusätzlich sollte eine technisch-apparative Reevaluation z. B. per **Blutgasanalyse** und entsprechendem Monitoring erfolgen. Hinweis ist das Vorliegen einer signifikantem Hypoxie mit Sättigungswerten $< 90\%$ unter Raumluft oder einem arteriellen Kohlenstoffdioxidpartialdruck (p_aO_2) < 65 mmHg [8].

Ausgedehnte Lungenkontusionen erfordern die regelmäßige klinische Prüfung der Atemfunktion

Treten Verletzungen des Tracheobronchialbaums durch **fistelnden Luftaustritt** zutage, ist darüber zu entscheiden, ob es sich um „High-output"-Fisteln mit wirksamen Einschränkungen auf den Gasaustausch handelt oder um kleinere Fistelungen durch kleine Lungenläsionen, die eine stabile Oxygenierung nicht verhindern. Im ersten Fall wird die Indikation zu Operation und Leckage-Verschluss zu stellen sein. Betrifft diese Fistelung den Tracheobronchialbaum, ist typischerweise die Hinzuziehung eines Kollegen mit thoraxchirurgischer Erfahrung erforderlich.

Gleiches gilt für die oben erwähnte **stumpfe Herzverletzung**. Sind Anzeichen eines Herzpumpversagens, Arrhythmien und abnorme Beweglichkeit in der Herzwand im Ultraschall zu entdecken, besteht eine lebensbedrohliche Störung. Auch im EKG können Auffälligkeiten wie Herzrhythmusstörungen, Blockbilder und ST-Strecken-Veränderungen auftreten. Diese sollten als Alarmzeichen für das Vorliegen einer Herzkontusion mit drohendem Herzversagen gewertet werden. Hier ist differenzialdiagnostisch eine möglicherweise primär bestehende Herzerkrankung abzuklären, beispielsweise ein Herzinfarkt oder eine Kardiomyopathie, deren plötzlich auftretende Symptome als Auslöser des Unfalls in Betracht gezogen werden müssen. Die Hinzuziehung eines Kardiologen wird dringend empfohlen, und ein intensives Monitoring unter Ausschluss **struktureller Herzverletzungen** ist erforderlich. Liegen Letztere vor, z. B. Herzklappen- oder Herzscheidewandeinrisse, ist die Verlegung des Patienten in ein herzchirurgisches Zentrum erforderlich. In diesem Rahmen wird ebenfalls die arterielle Ausstrombahn aus dem Herzen, nämlich der **Aortenbogen**, eingehend untersucht. Insbesondere mithilfe der Kontrastmittel-CT ist die Aussage über die intakte Kontinuität der Aorta möglich. Hier ist gesondert auf Dissektionen der Aortenwand oder eine gedeckte Perforation zu achten. Wird eine solche detektiert, muss die Therapie ebenfalls an einem erfahrenen Zentrums erfolgen, entweder mithilfe eines endoluminalen Aorten-Stents, der über die Leistenarterie üblicherweise durch Gefäßchirurgen und Radiologen eingebracht werden kann, oder die direkte Aortenrekonstruktion unter Einsatz der Herz-Lungen-Maschine. Freie Aortenrupturen führen derart schnell zum Blutverlust, dass ein Überlebenbis zum Eintreffen im Krankenhaus nicht zu erwarten ist.

Differenzialdiagnostsch ist eine primär bestehende Herzerkrankung abzuklären

Eine **Zwerchfellruptur** ist operativ zu verschließen. Solange keine Organe austreten, kann die Operation elektiv nach der Stabilisierung des Patienten erfolgen. Liegt jedoch ein Enterothorax mit

Ein Enterothorax mit prolabierendem Darm und Magen ist schnellstmöglich zu versorgen

prolabierendem Darm und Magen vor, sollte die Versorgung schnellstmöglich nach Abschluss der Schockraumphase, erfolgen.

Operative Möglichkeiten

Kleinere Luftleckagen oder Hämatothoraces können mithilfe **videoassistierter Thorakoskopie** (VATS) sehr gut beherrscht werden. Mithilfe der Thorakoskopie ist die Durchmusterung der gesamten Pleurahöhle möglich; einliegende Koagel können ausgespült, Fisteln verschlossen und Verhalte drainiert werden. Somit wird einer chronisch entzündlichen Reaktion und einem Pleuraempyem wirksam vorgebeugt [12]. Im Fall einer akuten Blutung oder einer großen Fistelung wird die unverzügliche Thorakotomie in einer offenen Operation zur Revision der Organe erforderlich werden. Diese kann je nach Indikation, Lage der Organläsion und Erfahrung des Operateurs antero- oder posterolateral erfolgen. Luft-Leckagen werden gestoppt, ebenso Blutungen. Gefäße werden rekonstruiert. Es erfolgt die Exploration der gesamten Thoraxhöhle, insbesondere der Zwerchfellregion [13]. Eine instabile Brustwandverletzung bei seriellem Rippenstückbruch sollte die operativ stabilisiert werden. Diese Operation ist insbesondere dann indiziert, wenn starke oder persistierende Schmerzen, eine respiratorische Insuffizienz in Abhängigkeit von mechanischer Beatmung, verschobene überlappende oder imprimierte Frakturen, Deformität oder Instabilität des Sternums, Nichtvereinigen von Frakturen über einen längeren Zeitraum oder eine körperliche Zwangshaltung durch eingeschränkte Beweglichkeit des Rumpfes bei schmerzhaften Rippenfrakturen vorliegen [14, 15].

Verschiedene Frakturmuster können zur bleibenden Instabilität oder Deformität des Brustkorbs führen. Zum Beispiel kann eine beidseitige Rippenserien- in Kombination mit einer Sternumfraktur zur komplett instabilen vorderen Brustwand, dem anterioren **„flail chest"** und somit zu einer lebensbedrohlichen Verletzung führen, die zur Ateminsuffizienz führt. Eine mögliche **Osteosynthese** kann über weit offene oder limitierte Zugangswege erfolgen. Zur Stabilisierung der Rippen stehen verschiedene Implantate (winkelstabile Platten, intramedulläre Splints und rippenumgreifende Klammern) zur Verfügung. In jüngster Zeit werden zahlreiche Berichte von erfolgreichen Osteosynthesen und verbessertem Outcome publiziert, jedoch ist die endgültige Entscheidungsfindung zur operativen Stabilisierung von Brustwandverletzungen noch Inhalt der Diskussion der Fachgesellschaften.

Spezielle Altersgruppen

Die geschilderten Algorithmen gelten für alle Altersgruppen. Aufgrund von anatomischen oder physiologischen Besonderheiten soll jedoch auf einige Fallstricke aufmerksam gemacht werden.

Der kleine Brustkorb von Kindern bedarf auch kleiner Tuben und Drainagen mit geringeren Eindringtiefen bei jedoch gleichen Insertionsstellen. Die bei Kindern noch elastischen Rippen frakturieren nur bei extremer Gewalteinwirkung. Trotzdem ist eine schwerwiegende darunterliegende Lungenkontusion oder -zerreißung mit konsekutivem Pneumothorax möglich. Dieser wiederum wird von kleinen Kindern schwer toleriert und muss unverzüglich entlastet werden, um nicht zum Spannungspneumothorax zu werden. Das **unreife Lungengerüst** ist einem ungleich höheren Risiko für Lungenverletzungen durch stumpfe Gewalt und Barotrauma bei Beatmung ausgesetzt. In physiologischen Parametern ist grundsätzlich eine höhere Herz- und Atemfrequenz bei jedoch niederem Atemzugvolumen, im Vergleich zu Erwachsenen, zu sehen. Kinder haben eine sehr geringe respiratorische Reserve und regulieren über die Atemfrequenz. Sie können jedoch sehr lange einen Schockzustand oder Atembeschwerden kompensieren, bevor sie endgültig dekompensieren.

Beim alten Menschen kehren sich die anatomischen Verhältnisse um. Das Lungengerüst ist u. U. durch Vorerkrankungen und altersbedingte Verminderung der Elastizität sehr vulnerabel. Die starren und häufig **osteoporotischen Rippen** neigen häufig zu Frakturen, auch bei Bagatelltraumen. Durch Dislokation können Rippenanteile in die Lungen einspießen und Fistelungen hartnäckiger Art verursachen, die unbedingt drainiert werden müssen. Der abnehmende Muskelmantel der Thoraxwand führt zum raschen Wärmeverlust und wenig Schutz bei Anralltraumen. Physiologisch besteht beim alten Menschen eine geringe respiratorische Reserve im sonst kompensierten System. So ist eine rasche Dekompensation auch hier bei verhältnismäßig geringen Verletzungen möglich; deshalb sind diese aggressiv zu therapieren. Dies gilt insbesondere für die adäquate Oxygenierung, die Hilfestellung bei der Atmung und einer möglichen Brustwandstabilisierung bei instabilem Frak-

---

Eine instabile Brustwandverletzung bei seriellem Rippenstückbruch sollte operativ stabilisiert werden

Verschiedene Frakturmuster können eine bleibende Instabilität des Brustkorbs bedingen

Der Brustkorb von Kindern bedarf kleiner Tuben und Drainagen mit geringer Eindringtiefe

Kinder haben eine sehr geringe respiratorische Reserve

Beim alten Menschen kehren sich die anatomischen Verhältnisse um

Die rasche Dekompensation des alten Patienten ist bei verhältnismäßig geringen Verletzungen möglich

turmuster. Durch die ungleich unsichere **Mobilität** im hohen Alter ereignen sich häufiger Stürze, die auch zu schwerwiegenden Verletzungen führen können. Eine möglicherweise bestehende **Vormedikation** kann adäquate Schockreaktionen maskieren, z. B. kann die Antiarrhythmikaeinnahme (z. B. β-Rezeptoren-Blocker) eine Frequenzstarre im normofrequenten bradykarden Bereich etablieren und somit eine Bedarfstachykardie maskieren. Antikoagulanzien führen häufig zu ausgeprägter und prolongierter Blutung, Herzvorerkrankungen aufgrund verminderter Pumpleistung zur raschen Dekompensation.

Traumazentren

Schwerverletzte Patienten, insbesondere bei Vorliegen eines Thoraxtraumas können nur suffizient behandelt werden, wenn sie in eine Einrichtung mit entsprechender Versorgungskapazität eingeliefert werden. Jeder im Rettungsdienst Tätige sollte die lokalen Strukturen genau kennen. Kliniken sollten ihrer Versorgungsstufe entsprechend nach **Voranmeldung** angefahren werden. Zu beachten ist, dass lokale Traumazentren keine thoraxchirurgische Expertise haben, regionale Traumazentren eine Erstversorgung übernehmen können, jedoch nicht standardmäßig einen Thoraxchirurgen vorhalten müssen und überregionale Traumazentren alle Fachdisziplinen zur Versorgung des Schwerverletzten anbieten können [16]. Die adäquate Versorgung kann daher primär idealerweise am **überregionalen Traumazentrum** 24 h täglich und an 7 Tagen der Woche durchgeführt werden.

> Jeder im Rettungsdienst Tätige sollte die lokalen Strukturen genau kennen

Fazit für die Praxis

— Das schwere Thoraxtrauma stellt eine potenzielle Lebensbedrohung dar, bei der mehrere Organsysteme betroffen sein können. Daher erfolgt die Behandlung prioritätenorientiert nach dem ABCDE-Schema, bestenfalls in einem Traumazentrum.
— Zunächst werden akut bedrohliche Zustände („lethal six") ausgeschlossen oder identifiziert und sogleich behandelt.
— Die Atemwegsicherung erfolgt durch orale endotracheale Intubation.
— Spannungspneumothoraces müssen umgehend detektiert und entlastet werden. Dies sollte mithilfe von Thorakostomie und Drainagenanlage erfolgen.
— Eine Perikardtamponade kann kurzfristig durch subxiphoidale Punktion entlastet werden, bedarf jedoch im Folgenden der chirurgischen Therapie.
— Blutungen müssen aktiv gesucht, gestillt oder ausgeschlossen werden.
— Die E-FAST-Sonographie ermöglicht eine frühzeitige Detektion von Flüssigkeiten in Bauch- und Thoraxhöhle ebenso wie Perikarderguss und Pneumothorax.
— Nach der Stabilisierung des Patienten erfolgt im Rahmen des Secondary survey die detaillierte Ganzkörperuntersuchung mit der gezielten Suche nach Verletzungen.
— Die Versorgungsprinzipien bei schwerem Thoraxtrauma sind für alle Altersgruppen gleich; altersabhängige anatomische und physiologische Unterschiede sind allerdings zu beachten.

Korrespondenzadresse

Dr. S. Schulz-Drost
Klinik für Unfallchirurgie und Orthopädie
Unfallkrankenhaus Berlin
Warener Str. 7, 12683 Berlin
stefan.schulz-drost@ukb.de

Einhaltung ethischer Richtlinien

Interessenkonflikt. S. Schulz-Drost ist als Instruktor, G. Matthes als Kursdirektor und Board-Mitglied des nationalen ATLS Programms tätig. A. Ekkernkamp gibt an, dass kein Interessenkonflikt an.

Dieser Beitrag beinhaltet keine Studien an Menschen oder Tieren.

Literatur

1. Ziegler DW, Agarwal NN (1994) The morbidity and mortality of rib fractures. J Trauma 37(6):975–979
2. El-Menyar A, Latifi R, AbdulRahman H, Zarour A, Tuma M, Parchani A, Peralta R, Al Thani H (2013) Age and traumatic chest injury: a 3-year observational study. Eur J Trauma Emerg Surg 39:397–403
3. Traumaregister DGU®. Jahresbericht (2014) für den Zeitraum bis Ende 2013. Sektion NIS der Deutschen Gesellschaft für Unfallchirurgie (DGU)/AUC – Akademie der Unfallchirurgie. http://www.dguonline.de/fileadmin/published_content/5.Qualitaet_und_Sicherheit/PDF/2014_TR_DGU_Jahresbericht.pdf
4. Matthes G, Ekkernkamp A (2010) Thoraxtrauma. In: Hachenberg T et al (Hrsg) Anästhesie und Intensivtherapie in der Thoraxchirurgie. Georg Thieme Verlag KG, Stuttgart, S 125–128
5. Weigel B, Nerlich ML (2005) Praxisbuch Unfallchirurgie, 1. Auf., Bd 1. Springer, S 78–79
6. Deutsche Gesellschaft für Unfallchirurgie und Orthopädie (2011) S3-Leitlinie Polytrauma/Schwerverletzten-Behandlung, AWMF Register-Nr. 012/019. Deutsche Gesellschaft für Orthopädie und Unfallchirurgie e. V.; Mitteilungen und Nachrichten. 33. Jahrgang. Heft 64. Georg Thieme Verlag KG, Stuttgart
7. NAEMT (Hrsg) (2009) Präklinisches Traumamanagement. Das PHTLS Konzept. Elsevier GmbH, München. (ISBN 978-3-437-48620-3)
8. American College of Surgeons, Committee on Trauma (2015) Advanced Trauma Life Support ATLS, 1. Deutsche Aufl. Elsevier/Urban & Fischer Verlag, München. (ISBN 978-1-880696-02-6)
9. Weigel B, Nerlich ML (2005) Praxisbuch Unfallchirurgie, 1. Aufl., Bd 1, Springer, S 83
10. v. Hintzenstern U (2007) Notarztleitfaden Abb. 11.4, 5. Aufl. Elsevier/Urban & Fischer, München, S 391
11. Boffard KD (2007) Manual of definitive surgical trauma care, 2. Aufl. Hodder Arnold, London, S 88–93
12. Waydhas C, Nast-Kolb D (2006) Thoraxtrauma, Teil II: Management von spezifischen Verletzungen. Unfallchirurg 109:881–891
13. Stahel PF, Schneider P, Buhr HJ, Kruschewski M (2005) Die Notfallversorgung des Thoraxtraumas. Orthopäde 34:865–879
14. Lafferty PM, Anavian J, Will RE, Cole PA (2011) Operative treatment of chest wall injuries: indications, technique, and outcomes. J Bone Joint Surg Am 93(1):97–110
15. Harston A, Roberts C (2011) Fixation of sternal fractures: a systematic review. J Trauma 71(6):1875–1879
16. Deutsche Gesellschaft für Orthopädie und Unfallchirurgie e. V. (2012) Mitteilungen und Nachrichten. 34. Jahrgang. Supplement 1. Georg Thieme Verlag, Stuttgart

Notfall Rettungsmed 2015 · 18:529–543
DOI 10.1007/s10049-015-0062-4
Online publiziert: 11. September 2015
© Springer-Verlag Berlin Heidelberg 2015

Redaktion
R. Kollmar, Darmstadt
G. Matthes, Berlin
G. Rücker, Rostock
S. Somasundaram, Berlin
U. Zeymer, Ludwigshafen

 CrossMark

F. Sander · B. Hartmann
Zentrum für Schwerbrandverletzte mit Plastischer Chirurgie, Unfallkrankenhaus Berlin,
Berlin, Deutschland

Akut- und Erstversorgung von Brandverletzten

Zusammenfassung

Schwere Verbrennungen und die damit einhergehende Verbrennungserkrankung stellen für den Patienten eine lebensbedrohliche Situation dar. Die im Langzeitverlauf vorhandene oder wiedererworbene Lebensqualität ist für die Betroffenen von immenser Bedeutung. Dabei ist bereits die initial korrekte Einschätzung der Verbrennungsschwere und die Einleitung leitliniengerechter Therapiemaßnahmen durch das Rettungsteam von großer Wichtigkeit. Ziele der Erstmaßnahmen sind zunächst die Vermeidung eines weiteren thermischen Schadens, eine adäquate Schmerzbehandlung sowie die Verhinderung einer Hypothermie und einer Wundinfektion. Darüber hinaus stellen die Sicherung der Atemwege, insbesondere beim Inhalationstrauma, und die Kreislaufstabilisierung bei verbrennungsassoziierter Hypovolämie oder im Rahmen der Thermokombinationsverletzungen wesentliche Maßnahmen dar. Patienten mit schweren Verbrennungen sollten unmittelbar in Verbrennungszentren verbracht oder in geeigneten Kliniken stabilisiert und zeitnah dorthin verlegt werden.

Schlüsselwörter

Verbrennungserstversorgung · Hypovolämie · Inhalationstrauma · Verbrennungszentrum · Lebensqualität

Lernziele

Nach Lektüre dieses Beitrages …
- **können Sie das Verbrennungsausmaß und die Verbrennungsschwere adäquat einschätzen,**
- **kennen Sie die Pathomechanismen und die Therapie des Inhalationstraumas und des Verbrennungsschocks,**
- **wissen Sie eine leitliniengerechte Verbrennungsakut- und -erstversorgung durchzuführen,**
- **kennen Sie die Indikationen und Vorgehensweise zur Verlegung eines Patienten in ein Brandverletztenzentrum,**
- **kennen Sie weiterreichende konservative und operative Behandlungsmöglichkeiten von Verbrennungen.**

Einführung

Verbrennungsverletzungen entstehen durch thermische, chemische oder physikalische Einwirkungen, wobei es zu Schäden der Haut in unterschiedlicher Tiefe mit nachfolgend teilweisem oder vollständigem Absterben der Haut kommen kann. Die Inzidenz schwerer Brandverletzungen hat in den letzten Jahren insbesondere durch **Arbeitsschutzmaßnahmen**, aber auch im Privatbereich durch zunehmende Aufklärungs- und **Präventionsmaßnahmen** stetig abgenommen. Dennoch erleiden in Deutschland jährlich etwa 20.000 Kinder und Erwachsene thermische Verletzungen – ca. 3000 davon werden in spezialisierten Zentren behandelt. 70 % der Patienten sind männlichen Geschlechts.

> Etwa 65 % der Unfälle passieren im häuslichen und 20 % im beruflichen Umfeld

Etwa 65 % der Unfälle passieren im häuslichen und 20 % im beruflichen Umfeld. Knapp 5 % der Fälle haben einen suizidalen Hintergrund. Flammeneinwirkung ist die Ursache der Hälfte der thermischen Traumata. Bei etwa 25 % handelt es sich um Verbrühungen – im Kleinkindesalter machen Verbrühungen mehr als 80 % aus. Mit einer Explosion gehen 10 %, durch Kontakt etwa 7 % und mit Strom etwa 5 % der Fälle ursächlich einher (Auszug aus den Jahresstatistiken der Deutschen Gesellschaft für Verbrennungsmedizin; [1]).

> Die Behandlung Schwerbrandverletzter ist nur in interdisziplinärer Teamarbeit erfolgreich zu bewältigen

Die Behandlung Schwerbrandverletzter stellt für die Behandelnden eine Herausforderung dar, die nur in entsprechender interdisziplinärer Teamarbeit erfolgreich zu bewältigen ist. Dabei kommt der **Feuerwehr**, dem Rettungsdienst, dem erstversorgenden **Notarzt** und Notfallsanitäter sowie der primär behandelnden Klinik bereits eine erhebliche Bedeutung in der Akutversorgung zu. Eine adäquate Einschätzung des Schweregrades der Verbrennung ist hierzu zwingend erforderlich.

Primary treatment of burn patients

Abstract
Severe burns and sequelae of burns pose a life-threatening situation for the patient. In long-term follow-up, quality of life is of high relevance for the person concerned. Correct evaluation of the initial burn severity and initiation of therapy according to the guidelines by the emergency medical service is highly important. The goals of the first aid treatment are prevention of further thermal injury, adequate pain management, and avoidance of hypothermia and wound infection. In addition, protection of the respiratory tract especially in case of inhalation trauma and stabilization of circulation in burn-associated hypovolemia or in case of collateral trauma are essential. Severely burned patients should be directly admitted to a burn center or be transferred after stabilization in another hospital.

Keywords
Wound infection · Hypovolemia · Inhalation trauma · Burn centers · Quality of life

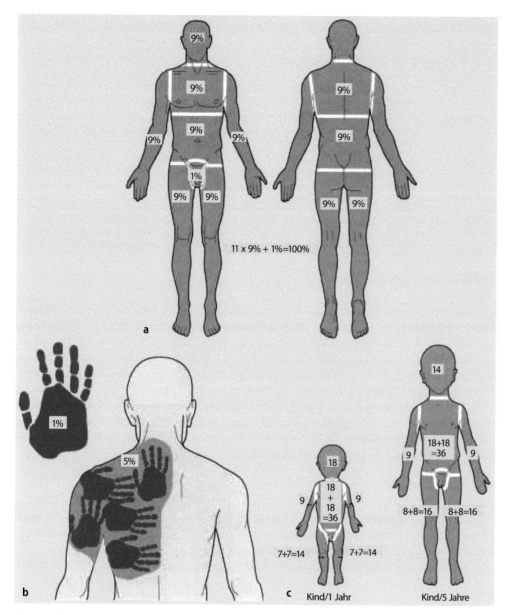

Abb. 1 ▲ Abschätzung der Verbrennungsfläche. **a** Neuner-Regel nach Wallace bei Erwachsenen, **b** Abschätzung mittels Handflächenregel, **c** Flächen bei Kindern. (Aus [4], Kap. 20, S. 350)

Ermittlung des Schweregrades von Brandverletzungen

Der Schweregrad einer Brandverletzung bemisst sich nach:
- verbrannter Körperoberfläche,
- Verbrennungstiefe,
- Inhalationstrauma,
- Begleitverletzungen.

Der Schweregrad eines Verbrennungstraumas, insbesondere die verbrannte Körperoberfläche und etwaige Begleitverletzungen werden oft über- oder unterschätzt. Eine korrekte Einschätzung ist aber für Einleitung der Therapie sowie die Auswahl der Zielklinik von größter Notwendigkeit.

Eine korrekte Einschätzung des Schweregrades ist für die Einleitung der Therapie von größter Notwendigkeit

Tab. 1 Tiefe der Verbrennung. (Nach den Leitlinien der Deutschen Gesellschaft für Verbrennungsmedizin [5])

Einteilung	Klinisches Bild	Verbrennungstiefe
I° (◻ Abb. 2)	Rötung, Schmerzen „Sonnenbrand"	Oberflächliche Epithelschädigung ohne Zelltod
IIa° (◻ Abb. 3)	Blasenbildung, Wundgrund gerötet mit spontaner Rekapillarisierung, stark schmerzhaft	Schädigung der Epidermis und oberflächlicher Anteile der Dermis mit Sequestrierung
IIb° (◻ Abb. 4)	Blasenbildung, heller bis tiefroter Wundgrund ohne sichtbare Kapillardurchblutung der Haut, schmerzhaft	Weitgehende Schädigung der Dermis unter Erhalt der Haarfollikel und Drüsenanhänge
III° (◻ Abb. 5)	Epidermisfetzen, starke Schrumpfung/Verhärtung der Haut mit Verstreichen von Hautfalten, Thrombose subkutaner Venen, weißer Verbrennungsschorf (Eschar), keine Schmerzen	Vollständige Zerstörung von Epidermis und Dermis
IV° (◻ Abb. 6)	Verkohlung, Lyse bei chemischer Schädigung	Zerstörung weitgehender Schichten mit Unterhautfettgewebe, eventuell Muskeln, Sehnen, Knochen und Gelenken

Verbrannte Körperoberfläche

Die verbrannte Körperoberfläche (vKOF) wird präklinisch praktischerweise nach der **„Neuner-Regel" nach Wallace** [2] und/oder der **„Handflächenregel"** abgeschätzt (◻ **Abb. 1**). Die Handfläche (inklusive der Fingerfläche) entspricht näherungsweise etwa 1 % der KOF eines normalgewichtigen Patienten. Durch additive und subtraktive Kombination beider Verfahren lässt sich die vKOF relativ genau bestimmen. Bei Kleinkindern und Säuglingen ist eine Flächenvergrößerung des Kopfes im Wesentlichen zuungunsten der Beine und des Rumpfes zu beachten.

In vielen Verbrennungszentren erfolgt heute die genaue Oberflächenbestimmung programmunterstützt durch Übertragung und Abgleich von Fotoaufnahmen der verbrannten Körperregionen auf einen computergenerierten Patientendummy [3]. Entsprechende Applikationen für Smartphonenutzer sind auch für die präklinische Diagnostik verfügbar.

Bei Kleinkindern ist eine Flächenvergrößerung des Kopfes zuungunsten der Beine und des Rumpfes zu beachten

Verbrennungstiefe

Die auf die Haut einwirkende Hitze und die daraus resultierende Oberflächentemperatur und deren Einwirkdauer sind für die Tiefe der Verbrennung die entscheidenden Kriterien. Die Verbrennungstiefe wird in 4 Grade eingeteilt (◻ **Tab. 1**; ◻ **Abb. 2, 3, 4, 5, 6, 7**)

Verbrennungen 1. Grades werden bei der Beurteilung der Verbrennungsfläche nicht berücksichtigt.

Inhalationstrauma

Das Inhalationstrauma (IHT; [6]) kommt etwa bei 30 % der Verbrennungen vor. Ursache ist die Inhalation von Rauchgasen, die verschiedene Schädigungen auslösen können. Dabei ist zu unterscheiden zwischen einer **chemischen Schädigung** („smoke poisoning") des Tracheobronchialbaumes durch Rauchgasnoxen oder Rußpartikel, einer **systemischen Schädigung** („systemic poisoning") mit Störung des Sauerstofftransportes und der Zellatmung durch z. B. Kohlenmonoxid (s. u.) und der **direkten Hitzeschädigung** („respiratory burn") an den Schleimhäuten der Atemwege. Die Symptomatik des IHT reicht von leichter Dyspnoe bis zur respiratorischen Globalinsuffizienz. Das IHT erhöht die Morbidität und Mortalität erheblich.

Das IHT erhöht die Morbidität und Mortalität erheblich

Anamnestische und klinische Kriterien des Inhalationstraumas sind:
— Unfall in geschlossenen Räumen,
— Anwesenheit von giftigen Gasen oder Rauch,
— Verbrennungen im Gesichtsbereich,
— rußige(s) Nasenostien, Mundhöhle, Sputum,
— Heiserkeit,
— inspiratorischer Stridor,
— Bronchospasmus,
— veränderte Bewusstseinslage.

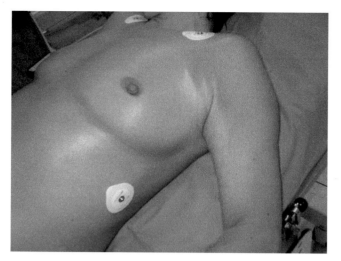

Abb. 2 ▲ Verbrennung Grad I: Rötung, „Sonnenbrand"

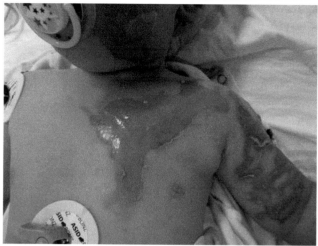

Abb. 3 ▲ Verbrennung Grad IIa: Blasenbildung, Wundgrund gerötet mit spontaner Rekapillarisierung

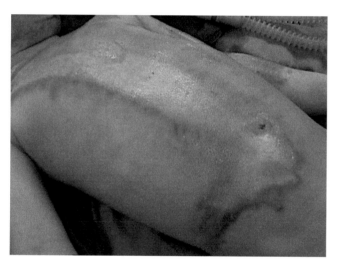

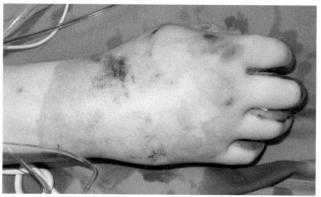

Abb. 5 ▲ Verbrennung Grad III: Epidermisfetzen, starke Schrumpfung/Verhärtung der Haut mit Verstreichen von Hautfalten, weißer Verbrennungsschorf (Eschar)

Abb. 4 ▲ Verbrennung Grad IIb: Blasenbildung, heller bis tiefroter Wundgrund ohne sichtbare Kapillardurchblutung der Haut

Bei Kohlenmonoxid (CO) handelt es sich um ein geruch- und farbloses Gas mit einer bis zu 300-fach höheren Bindungsaffinität an Hämoglobin als Sauerstoff. Durch kompetitive Bindung an das Hämoglobin (**Carboxyhämoglobin**, COHb) und die Zytochromoxidase kommt es zu einer Linksverschiebung der Sauerstoffbindungskurve, zu einer eingeschränkten Oxygenierung und zur Hemmung des Zellstoffwechsels und der mitochondrialen Atmungskette. CO entsteht bei Verbrennungsprozessen ohne ausreichende Zufuhr von Sauerstoff. Ursächlich kommen meist defekte oder unzureichend gewartete Heizungsanlagen, Gasthermen oder Abluftwege, aber auch Suizidversuche infrage. Klinisch imponieren Sehschwäche, Kopfschmerzen, Schwindel (ab COHb von 20 %), Bewusstseinsstörungen, neurologische Ausfälle, Übelkeit, rosige Hautfarbe (COHb > 40 %) bis hin zur Bewusstlosigkeit (COHb > 50 %) und Tod. Als Folge der Hypoxie können neurologische oder kardiale Symptome als Langzeitschäden verbleiben.

Die herkömmliche Pulsoxymetrie (Zwei-Wellenlängen-Absorbtionstechnologie) ist zur Detektion einer CO-Intoxikation ungeeignet, da sie nicht zwischen COHb und sauerstoffgesätigtem O₂Hb unterscheiden kann und eine falsche hohe Sauerstoffsättigung vortäuscht.

Eine weitere Sonderform des Inhalationstraumas ist die **Zyanid- oder Blausäurevergiftung** (HCN). Dies ist allerdings präklinisch nur schwer zu diagnostizieren. Die Patienten weisen oft eine rosige Hautfarbe auf. Weitere klinische Symptome sind Dyspnoe, Erbrechen, Kopfschmerzen, Tinnitus, Krämpfe und Koma bis hin zur Atemlähmung. Durch Komplexbildung mit dem 3-wertigen Eisen der Zytochromoxidase wird die Atmungskette blockiert. Zyanid entsteht v. a. bei Wohnungs-

Kohlenmonoxid hat eine bis zu 300-fach höhere Bindungsaffinität an Hämoglobin als Sauerstoff

Die herkömmliche Pulsoxymetrie ist zur Detektion einer CO-Intoxikation ungeeignet

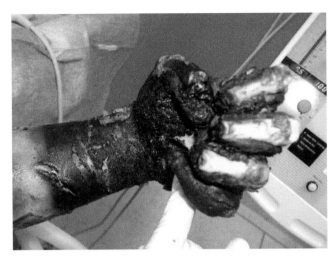

Abb. 6 ◄ Verbrennung Grad IV: Verkohlung

oder Autobränden bei Vorhandensein von Kunststoffen oder Teppichen. Bei klinisch relevanter Rauchgasinhalation liegt meist eine Mischintoxikation von CO und HCN vor.

Begleitverletzungen

Begleitverletzungen oder sog. **thermomechanische Kombinationsverletzungen** müssen durch sorgfältige Anamnese mit Erfassung des Unfallherganges und des Umfeldes in Betracht gezogen und durch einen kompletten Traumacheck in Anlehnung an die **„ABCDE-Regel"** ausgeschlossen werden. Explosionstraumata oder Verkehrsunfälle gehen häufig mit mechanischen Begleitverletzungen wie Frakturen oder Rupturen parenchymatöser Organe einher. Unfallursächlich können auch Vor- oder Nebenerkrankungen, wie beispielsweise Myokardinfarkt, Synkopen, intrakranielle Blutungen oder Anfallsleiden, infrage kommen.

Die Prognose bzw. Überlebenswahrscheinlichkeit des Brandverletzten lässt sich mithilfe des Abbreviated Burn Severity Index (**ABSI-Score**) ermitteln (◻ **Tab. 2**).

Volumenmangelschock bei schweren Verbrennungen

In der Verbrennungswunde werden zelluläre und humorale Mediatoren freigesetzt. Hierbei handelt sich allerdings bei Verbrennungen > 15 % vKOF nicht mehr nur um einen lokalen Wundprozess, sondern es resultiert eine systemische Wirkung. Durch erhöhte Spiegel von Prostaglandinen, Leukotrienen und proinflammatorischen Zytokinen kommt es zur Vasodilatation und erhöhten Kapillarpermeabilität [8]. Dieses sog. Kapillarleck besteht für etwa 24 h. Dadurch kommt es zu Flüssigkeitsverschiebungen aus dem Intravasalraum in das Interstitium mit nachfolgender **Hypovolämie** und generalisierter Ödembildung. Verstärkt wird die Situation durch Übertritt von Plasmaeiweißen und Änderungen im kolloidosmotischen Druckgradienten. Folgen sind eine Verminderung des Herzzeitvolumens, der Leber- und Nierenperfusion und ein Anstieg des Hämatokrits (Hkt). Diese Situation stellt die erste Phase der Verbrennungskrankheit dar. Bei Kindern besteht die Gefahr des Volumenmangels bereist ab einer vKOF von 10 %.

Präklinische Behandlung und Maßnahmen

Grundlage jeder Hilfs- und Rettungsmaßnahme ist zunächst die **Beachtung des Eigenschutzes** und die Verwendung notwendiger Hilfsmittel wie Schutzkleidung oder Atemschutzmaske. Anweisungen der Feuerwehr sind Folge zu leisten. Gegebenenfalls muss der Patient aus dem Gefahrenbereich gerettet oder die Gefahrenquelle sicher ausgeschaltet werden. Dies gilt insbesondere für Starkstromunfälle oder bei Rauchgasentwicklung [9].

Ersthelfermaßnahmen

Zur Verhinderung eines weiteren thermischen Schadens müssen brennende Personen abgelöscht werden. Ein Ersticken der Flammen ist durch Wälzen des Patienten auf dem Boden oder mittels

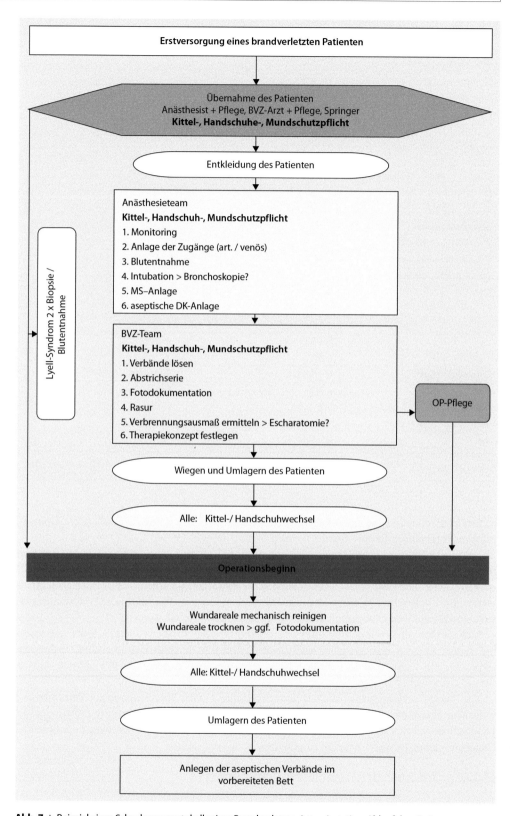

Abb. 7 ▲ Beispiel eines Schockraumprotokolls einer Brandverletztenintensivstation: Ablaufplan „Erstversorgung eines brandverletzten Patienten" im Zentrum für Schwerbrandverletzte, Unfallkrankenhaus Berlin. *BVZ* Brandverletztenzentrum, *DK* Dauerkatheter, *MS* Magensonde

Tab. 2 Abbreviated Burn Severity Index. (Nach Tobiasen et al. [7])

		Punkte
Verbrannte Körperoberfläche	0–10%	1
	11–20%	2
	21–30%	3
	31–40%	4
	41–50%	5
	51–60%	6
	61–70%	7
	71–80%	8
	81–90%	9
	91–100%	10
Inhalationstrauma		1
Weibliches Geschlecht		1
III°ige Verbrennungen		1
Schwere Nebenerkrankungen		1
Alter	0–20	1
	21–40	2
	41–60	3
	61–80	4
	>80	5

Gesamtpunktzahl	Mortalitätsrate	Prognose
2–3	<1%	Gut
4–5	5%	Mäßig
6–7	10–20%	Mäßig ernst
8–9	30–50%	Ernst
10–11	60–80%	Schlecht
≥12	>80%	Sehr schlecht

schwer entflammbarer Decken möglich. Hitzespeicher (z. B. betroffene Kleidung oder Schmuck) müssen umgehend entfernt werden.

Zur überbrückenden Schmerzbehandlung kann eine Kühlung mit handkühlem (ca. 20°C) Wasser bis zum Eintreffen des Rettungsdienstes erfolgen. Eine Kühlung bei Patienten mit einer vKOF >15% oder bei Bewusstlosigkeit muss zur **Vermeidung der Hypothermie** unterlassen werden [10]. Insbesondere bei Kindern ist die Gefahr der Auskühlung besonders groß. Oberflächliche Verätzungen sollten ausgiebig mit Wasser abgespült und die Chemikalie sichergestellt werden.

Maßnahmen zur Verhinderung eines weiteren thermischen Schadens und die „Kaltwassertherapie" sind meist Laien- oder Ersthelfermaßnahmen. Letztere ist durch den Rettungsdienst nicht mehr zu praktizieren. Dagegen ist der Erhalt der Normothermie durch Aufwärmung des Patienten von äußerster Dringlichkeit.

Zur Wundabdeckung sollte lediglich ein sachgerechter steriler Wundverband zur **Verhinderung einer Wundkontamination** aufgebracht werden. Auch ein metallbeschichtetes Brandwundenverbandtuch kann locker umwickelt werden. Spezialverbände wie kühlende Packungen oder Gele und Salbenauftragung jedweder Art sind zu unterlassen.

Maßnahmen durch den Notarzt und Rettungsdienst

Dem Notarzt und dem Notfallsanitäter obliegt die wesentliche Aufgabe der korrekten Einschätzung des Verbrennungs- und sonstigen Verletzungsausmaßes. Dies ist besonders auch für die Auswahl der bzw. Voranmeldung in der Klinik wichtig, da hier ggf. entsprechende Vorbereitungen, z. B. im Rahmen des Polytraumamanagements, getroffen oder entsprechende Intensivkapazitäten geklärt oder geschaffen werden müssen. Neben der Durchführung der üblichen notfallmedizinischen Maßnahmen (ABCDE-Schema) mit Überprüfung und **Sicherstellung der Vitalfunktionen** muss daher auch insbesondere der **Unfallmechanismus** sorgfältig erfasst werden [11].

Zur überbrückenden Schmerzbehandlung kann eine Kühlung mit ca. 20°C kühlem Wasser erfolgen

Der Erhalt der Normothermie durch Aufwärmung des Patienten ist von äußerster Dringlichkeit

Aufgaben des Notarztes und des Rettungsdienstes sind:

- Erfassung des Unfallmechanismus,
- i.v. Zugang,
- Stabilisierung der Vitalfunktionen (ABC-Regel),
- ggf. Intubation,
- Erhebung des Verbrennungsausmaßes (Fläche/Tiefe),
- Untersuchung auf Begleitverletzungen,
- adäquate Analgesie,
- Einleitung der Infusionstherapie,
- sterile Wundabdeckung,
- Wärmeerhalt (z. B. chemische Heizdecken, warme Infusionen, Standheizung im Rettungswagen),
- Lagerung und Transport in Abhängigkeit von Begleitverletzungen (z. B. Vakuummatratze, Stiff-Neck, Frakturschienung),
- Auswahl der anzufahrenden Klinik.

Intubation und Akutbehandlung des Inhalationstraumas

In Abhängigkeit der Schwere der Verletzung ist zunächst bei Dyspnoe und Bronchospasmus die inhalative oder auch intravenöse Gabe von **β$_2$-Sympathomimeka** indiziert. Bei vorhandener oder zu erwartender respiratorischer Insuffizienz besteht die Indikation zur Intubation. Diese ist v. a. bei schweren Inhalationstraumen wegen der sich anschließenden Ödembildung frühzeitig angezeigt. Grundsätzlich sollte jeder Brandverletzte Sauerstoff erhalten. Der intubierte Patient soll mit einer F_IO_2 von 1,0 beatmet werden. Die Beatmung sollte mit einem PEEP („positve end-expiratory pressure") von 5–10 mbar erfolgen. Im Falle einer Zyanidvergiftung kann mit **Hydroxocobalamin** (Form des Vitamin B$_{12}$; Cyanokit®), welches als Antidot auf den Rettungsmitteln teilweise – da sehr teuer – zur Verfügung steht, behandelt werden. 4-Dimethylaminophenol (4-DMAP) ist aufgrund der Methämoglobinbildung bei ohnehin bereits eingeschränktem Sauerstofftransport nicht indiziert. Eine prophylaktische Kortisongabe ist zur Behandlung des Inhalationstraumas sowohl inhalativ als auch systemisch ebenfalls nicht indiziert.

> Bei vorhandener oder zu erwartender respiratorischer Insuffizienz besteht die Indikation zur Intubation

Allgemeine Kriterien zur rechtzeitigen Intubation sind:

1. III°ige Gesichtsverbrennungen,
2. Schwellung der Atemwege,
3. Verbrennungen > 20 % vKOF,
4. IIb- bis III°ige zirkuläre Rumpfverbrennungen,
5. Bewusstlosigkeit (Glasgow Coma Scale < 9),
6. relevantes Inhalationstrauma (Dyspnoe und Hypoxie).

Analgesie und Analgosedierung

Eine ausreichende Analgesie ist beim Brandverletzten unabdingbar. Eine Narkoseeinleitung ist dabei zugleich nicht zwingend. Die **Basisanalgesie** kann zunächst mit Ibuprofen, Metamizol oder Paracetamol erfolgen. Bedarfsadaptiert können Opioide (z. B. Morphin oder Piritramid) i. v. gegeben werden. Die Analgosedierung kann mit Ketamin (Esketamin) und Midazolam durchgeführt werden. Ziel der Analgosedierung sollte der schmerzfreie, schlafend-weckbare Patient sein [12].

> Ziel der Analgosedierung sollte der schmerzfreie, schlafend-weckbare Patient sein

Schocktherapie durch Volumengabe/Volumentherapie

Der durch den Volumenmangelschock gefährdete Patient (s. o.) erhält frühzeitig zwei großvolumige Zugänge. Diese können auch durch verbrannte Hautareale gelegt werden. Dabei ist aber zu beachten, dass subkutane Venen bei IIb- bis III°igen Verbrennungen thrombosiert sein können und dass Zugänge ggf. durch Nähte sicher fixiert werden müssen, da Pflasterfixierungen auf der feuchten Wundoberfläche nur unzureichend halten.

In der Klinik findet zur Abschätzung des Volumenbedarfs meist die **Parkland-Baxter-Formel**:

- 4 ml × kg Körpergewicht × % vKOF.

Anwendung. Die Hälfte der errechneten Infusionsmenge soll dabei in den ersten 8 h nach dem Unfallereignis, die zweite Hälfte in den darauffolgenden 16 h gegeben werden. Patienten mit einem Inhalationstrauma können einen bis zu 50 % höheren Flüssigkeitsbedarf haben.

> Die Hälfte der Infusionsmenge soll in den ersten 8 h nach Unfallereignis, die 2. Hälfte in den darauffolgenden 16 h gegeben werden

Die Gabe kristalloider Lösungen ist vorzuziehen. Eine **Vollelektrolytlösung mit Azetatpuffer** ist dabei aufgrund des leberunabhängigen Metabolismus, des geringeren Sauerstoffverbrauchs und der fehlenden Erhöhung der Laktatkonzentration im Plasma dem früher verwendeten Ringerlaktat überlegen [13].

In der relativ kurzen Prähospitalphase ist keine überschießende Flüssigkeitszufuhr notwendig. Ein präklinischer Schock ist ein Hinweis auf schwere Begleitverletzungen [12]

Anhaltswerte für eine präklinische Infusionstherapie bei Schwerbrandverletzten (vKOF >20%) [11] sind:
- Erwachsene 500–1000 ml/h,
- Kinder 10–15 Jahre 500 ml/h (Kinder 10 ml/kg KG/h),
- Kinder 5–10 Jahre 250 ml/h (Kinder 10 ml/kg KG/h),
- Kinder < 5 Jahre keine Flüssigkeit.

Zur Kreislaufstabilisierung sollte Volumengabe vor Katecholamingabe erfolgen

Zur Kreislaufstabilisierung sollte die Volumengabe vor einer Katecholamingabe erfolgen.

Transport des schwerbrandverletzten Patienten

Nach Erstversorgung am Unfallort muss der Patient zügig, kreislaufstabil und normotherm in eine geeignete chirurgische Klinik verbracht werden. Der Transport lässt sich grundsätzlich in zwei Phasen unterteilen: 1. **Primärtransport** in eine erstversorgende Klinik, 2. **Sekundärtransport** in ein Brandverletztenzentrum – was allerdings regional unterschiedlich sein kann [14].

Luftgebundene Rettungsmittel spielen beim Transport schwerbrandverletzter Patienten eine wesentliche Rolle. Insbesondere bei einer großen Entfernung des Unfallortes zu einer geeigneten Klinik sollte die Indikation zum Einsatz der Luftrettung großzügig gestellt werden [15].

Die Indikation zum Einsatz der Luftrettung sollte großzügig gestellt werden

Die Behandlung Schwerbrandverletzter stellt höchste Anforderungen an die Versorgungsqualität dieser Patienten. Derzeit gibt es in Deutschland in insgesamt 38 Zentren 120 ausgewiesene Brandverletztenbetten für Erwachsene und 45 Betten für Kinder. Diese Zentren zeichnen sich durch bauliche und personelle Voraussetzungen sowie die Vorhaltung moderner Hautersatzverfahren und Rehabilitationsmöglichkeiten aus.

Die Deutsche Gesellschaft für Verbrennungsmedizin e. V. (DGV) hat in ihren Leitlinien die Einweisungskriterien in ein Brandverletztenzentrum – **Zentrumsindikationen** – festgelegt. Diese orientieren sich insbesondere an dem Verletzungsausmaß, der Verletzungslokalisation mit Augenmerk auf funktionelle und ästhetische Langzeitergebnisse, an Begleitverletzungen und dem Alter des Patienten.

Patienteneinweisungskriterien in ein Brandverletztenzentrum [5] sind:
- Verbrennungen im Gesichts-Hals-Bereich, an Händen, Füßen, Ano-Genital-Region, Achselregion, Bereiche über großen Gelenken oder sonstiger komplizierter Lokalisation,
- II°ige Verbrennungen >15 % der KOF – bei Kindern >10 %,
- III°ige Verbrennungen >10 % der KOF – bei Kindern >5 %,
- Verbrennungstraumata mit mechanischen Begleitverletzungen,
- Inhalationstraumata, auch mit leichten äußeren Verbrennungen,
- Kinder (< 8. Lebensjahr) und Patienten >60. Lebensjahr, bzw. relevanten Vorerkrankungen,
- Patienten mit elektrischen Verletzungen.

Im Falle einer CO-Vergiftung mit allenfalls geringfügigen Begleitverbrennungen (< 10 % vKOF) kann der Patient zunächst in eine nahegelegene und kurzfristig erreichbare Druckkammer zur **hyperbaren Oxygenierung** (HBO) verbracht werden. Parallel sollte rechtzeitig mit dem weiterbehandelnden Verbrennungszentrum Kontakt aufgenommen werden. Bei schweren Begleitverletzungen und großflächigen Verbrennungen (Hypothermiegefahr) muss die zeitliche Verzögerung durch eine HBO vermieden und direkt ein Trauma- bzw. das spezialisierte Zentrum angefahren werden.

Die Rettungsleitstelle Hamburg ist die zentrale Anlaufstelle für die Vermittlung von Krankenhausbetten für Schwerbrandverletzte

Zentrale Anlaufstelle (ZA-)Schwerbrandverletzte

Eine bodengebundene Direkteinweisung vom Unfallort in ein Brandverletztenzentrum ist in der Regel nur bei geringer räumlicher Distanz möglich. Seit 1999 wird von der Rettungsleitstelle Hamburg (7 Tage/24 h) die zentrale Anlaufstelle für die Vermittlung von Krankenhausbetten für Schwerbrandverletzte in der Bundesrepublik Deutschland geführt. Eine aktuelle Liste der am Vermittlungsverfahren beteiligten Zentren liegt dort vor. Auf telefonische Anfrage kann die nächstgelegene geeignete freie Einrichtung benannt werden. Die Modalitäten der Verlegung werden dann eigenverantwortlich durch die beteiligten Ärzte oder Krankenhäuser geregelt.

Kontaktdaten der ZA-Schwerbrandverletzte sind:

Tel.: 040/42851-3998/-3999,

Fax.: 040/42851-4269,

E-Mail: leitstelle@feuerwehr.hamburg.de,

www.hamburg.de/feuerwehr/108006/brandbettenvermittlung-feuerwehr-hamburg.html.

Klinische Maßnahmen und Behandlung

Schockraummanagement

Der schwerbrandverletzte Patient muss bei mechanischen Begleitverletzungen zunächst im allgemeinen Schockraum vom begleitenden Notarzt dem Traumateam, bestehend aus Unfallchirurg, plastischem Chirurg (oder ggf. auch Kinderchirurg) und Anästhesisten übergeben werden. Die Aufnahme sollte nach einem in der jeweiligen Klinik standardisiertem Protokoll erfolgen. Nur so ist ein zügiger interdisziplinärer und informationsverlustfreier Ablauf gewährleistet [12]. Insbesondere bei Thermokombinationsverletzungen muss eine strukturierter und prioritätenorientierter Behandlungsalgorithmus, z. B. nach **ATLS** („advanced trauma life support"), eingehalten werden. Auf diese Weise können zeitkritisch neben der weiteren kadiopulmonalen Stabilisierung und Überwachung notwendige apparative diagnostische (z. B. Polytraumspiral-Computertomographie) sowie therapeutische Schritte eingeleitet werden. Gegebenenfalls sind weitere Fachabteilungen (z. B. Ophthalmologie, HNO, Neurochirurgie) konsiliarisch hinzuzuziehen. Auf einen adäquaten Wärmeerhalt ist stets zu achten. Der Tetanusimpfstatus muss überprüft und im Zweifel komplettiert werden. Hinsichtlich der Behandlungsdringlichkeit ist die Verbrennung den Begleitverletzungen meist nachgeordnet.

Einer Schwerbrandverletztenintensivstation ist ein separater permanent auf ca. 38° **vorgeheizter Schockraum** vorangestellt. Hier erfolgt letztendlich die chirurgische Erstversorgung im sog. **Aufnahmebad** (Hydrotherapie) unter hygienekonformen Kautelen. Die genauen Abläufe sind klinikindividuell geregelt (■ Abb. 7)

Bei isolierten großflächigen Verbrennungen oder Verbrühungen ohne Begleitverletzungen – insbesondere bei Sekundärzuweisungen – sollte der stets hypothermiegefährdete Patient direkt dem aufgeheizten Schockraum der Brandverletzteneinheit zugeführt werden.

IIb- bis III°igen Verbrennungen, die mehr als drei Viertel der Zirkumferenz einer Extremität oder des Rumpfes einnehmen, können insbesondere im Verlauf der Volumenverschiebungen zu einer Einschnürung und zum Kompartmentsyndrom führen, was mit Minderperfusion und Nervenschädigung an der betroffenen Extremität oder mit eingeschränkter Ventilation bei thorakalem oder abdominellem Kompartmentsyndrom einhergeht. Hier muss deshalb eine **Escharotomie** in Erwägung gezogen werden. Dabei wird der Verbrennungsschorf (Eschar) bis in das subkutane Fettgewebe inzidiert. Wegen konsekutiver Narbenbildung darf nicht über die Beuge- oder Streckseite der Gelenke geschnitten werden. Sollte bei anfänglich noch weichen Weichteilverhältnissen keine Escharotomie erfolgen, ist die Situation im Falle zirkulärer Verbrennungen nach 4 h nochmals klinisch zu evaluieren.

Starkstromverletzungen gehen vielfach mit ausgedehnten Muskelnekrosen einher, sodass umgehend entsprechende Fasziotomien mit Kompartmenteröffnungen und begleitenden Neurolysen im Operationssaal erfolgen müssen. Intensivmedizinisch relevant sind konsekutive Myoglobinerhöhung und eine oftmals dialysepflichtige Crush-Nieren-Situation,

Eine frühe Escharotomie in der erstversorgenden Klinik oder sogar präklinisch ist nur in den äußerst seltenen Fällen initial eingeschränkter Beatmungsfähigkeit bei zirkulären III°igen Thoraxverbrennungen indiziert.

Die anfängliche **intensivmedizinische Therapie** sollte auf die in nachfolgender Übersicht angegebenen Zielparameter [16] ausgerichtet sein. Der errechnete Volumenbedarf muss allerdings an die kardiopulmonale Situation des Patienten angepasst werden. Dies kann mittels PICCO („pulse contour cardiac output"/Pulskonturanalyse) -Messung erfolgen. Katecholamingaben sollten aufgrund der peripheren Vasokonstriktion und des dadurch möglichen „Nachtiefens" der Verbrennung ver-

Die Aufnahme sollte nach einem in der jeweiligen Klinik standardisiertem Protokoll erfolgen

Hinsichtlich der Behandlungsdringlichkeit ist die Verbrennung den Begleitverletzungen meist nachgeordnet.

Zirkuläre IIb- bis III°igen Verbrennungen können zu einer Einschnürung und zum Kompartmentsyndrom führen

Bei Starkstromverletzungen mit ausgedehnten Muskelnekrosen müssen umgehend entsprechende Fasziotomien erfolgen

Der errechnete Volumenbedarf muss an die kardiopulmonale Situation des Patienten angepasst werden

mieden werden. Zur Steigerung der Inotropie und des Herzzeitvolumens kann Dobutamin verabreicht werden.

Zielgröße in der ersten Therapiephase der Verbrennungserkrankung sind:

- kein Anstieg von Hb und Hkt,
- mittlerer arterieller Druck (MAP) >65 mmHg,
- Diurese >0,5 ml/kgKG/h,
- zentralvenöser Druck 10–15 mmHg,
- Sauerstoffsättigung zentralvenös (SO_2) >70 %.

Die Schwere und das Ausmaß des tracheobronchialen Inhalationsschadens können mittels **Bronchoskopie** ermittelt werden. Dabei ist zugleich eine bronchoskopische Sekretmobilisation und -absaugung möglich.

Eine prophylaktische Antibiotikatherapie ist bei Verbrennungen nicht indiziert. Eine gezielte antibiotische Behandlung erfolgt sinnvollerweise erst bei klinischen und paraklinischen Zeichen eines Infektes und nach Erhalt der Ergebnisse der bei Aufnahme entnommenen Abstriche.

Verbrennungen 1. Grades werden konservativ mit panthenolhaltigen Externas behandelt. Meist ist eine entsprechende orale Schmerztherapie ausreichend. Die Versorgung II- und III°iger Verbrennungen erfolgt in der Regel operativ. Rein IIa°ige Verbrennungen können nach Blasenabtragung auch konservativ unter z. B. Mepitel®-Auflage/Polihexanid-Gel (vgl. Prontosan®) zur Ausheilung gebracht werden. **Farblose Antiseptika** bilden keinen „Pseudoschorf" aus und haben den Vorteil der weiteren Beurteilbarkeit der Wunde im Verlauf. IIa/b°ige Verbrennungen werden mittels Bürste oder Stahlschwamm débridiert und anschließend mit temporärem Epidermisersatz alloplastisch (z. B. Suprathel®, Biobrane®; [17]) oder xenogen (Schweinehaut) gedeckt. Oberflächlich dermale Wunden heilen in der Regel innerhalb von 2 bis 3 Wochen ab.

Bei IIb/III°igen Verbrennungen hat sich die sog. Frühnekrosektomie [18] beginnend etwa ab Tag 3 nach dem Unfallereignis etabliert. Alle ein bis 2 Tage werden dann maximal jeweils etwa 20 % der KOF tangential oder sogar epifaszial débridiert. Seit Ende 2012 ist in Europa als Alternative zum chirurgischen Vorgehen auch eine **enzymatische Débridementmethode** mittels eines bromelainbasierten Enzyms (NexoBrid®) zugelassen [19]. Temporäre alloplastische (z. B. Epigard®), xenogene (Schweinehaut) oder allogene (Spenderhaut) Deckungsmethoden, aber auch Vakuumverbandstechniken stehen zur Wundkonditionierung zur Verfügung. Die definitive Deckung tiefer Wunden erfolgt dann im zeitlichen Intervall von einigen Tagen bis Wochen mit autologen Spalthauttechniken. Für besondere Indikationen stehen außerdem Kulturhauttechniken und dermale Ersatzverfahren (z. B. Integra®, Matriderm®) zur Verfügung [20, 21].

Eine prophylaktische Antibiotikatherapie ist bei Verbrennungen nicht indiziert

Die Versorgung II- und III°iger Verbrennungen erfolgt in der Regel operativ

Bei IIb/III°igen Verbrennungen hat sich die sog. Frühnekrosektomie etabliert

Fazit für die Praxis

- Die Schwere einer Verbrennung bemisst sich nach der verbrannten Körperoberfläche (vKOF), der Verbrennungstiefe, begleitendem Inhalationstrauma und sonstigen Begleitverletzungen.
- Die Prognose Brandverletzter lässt sich anhand der Verbrennungsschwere, des Lebensalters und der Nebenerkrankungen sowie des Geschlechts ermitteln.
- Wesentliche präklinische Aufgaben sind der Erhalt der Vitalfunktionen und des Wärmehaushaltes sowie eine adäquate Schmerztherapie.
- Schwerbrandverletzte müssen zeitnahe, ggf. unter großzügigem Einsatz der Luftrettung, in spezialisierte Brandverletztenzentren überführt werden. Eine Primärversorgung und -stabilisierung kann kurzfristig vorab in jedem Akutkrankenhaus mit geeigneter Schockraummöglichkeit erfolgen.
- Die Behandlung Schwerbrandverletzter ist Teamarbeit von Anfang an und sollte definierten Aufnahme- und Behandlungsprotokollen unterliegen.

Korrespondenzadresse

Dr. med. F. Sander
Zentrum für Schwerbrandverletzte mit Plastischer Chirurgie
Unfallkrankenhaus Berlin
Warener Straße 7, 12683 Berlin
frank.sander@ukb.de

Einhaltung ethischer Richtlinien

Interessenkonflikt. F. Sander und B. Hartmann üben für die Firma MediWound Germany GmbH eine vergütete Beratertätigkeit aus. NexoBrid® ist ein Produkt der Firma MediWound.

Dieser Beitrag beinhaltet keine Studien an Menschen oder Tieren.

Literatur

1. http://www.verbrennungsmedizin. de Deutsche Gesellschaft für Verbrennungsmedizin, Verbrennungsstatistik, Auszüge aus den Jahresstatistiken 2011–2013. Zugegriffen: 28. Feb. 2015
2. Hettiaratchy S, Papini R (2004) Initial management of a major burn: II. Assessment and resuscitation. BMJ 29:101–103
3. Giretzlehner M, Kamolz LP, Dirnberger J, Owen R (2012) The future of wound documentation: three-dimensional, evidence-based, intuitive and thorough. In: Kamolz LP, Jeschke MG, Horch RE, Küntscher M, Brychta P (Hrsg) Handbook of Burns. Volume 2: Reconstruction and Rehabilitation. Springer, Heidelberg, S 91–96
4. Berger A, Hierner R (2003) Plastische Chirurgie. Springer, Heidelberg
5. Leitlinie der Deutschen Gesellschaft für Verbrennungsmedizin e. V. (DGV) (www.verbrennungsmedizin.de); AWMF-Leitlinien Register Nr. 044/001 –S1-Leitlinie Verbrennungsmedizin/Thermische und chemische Verletzungen (01/2015)
6. Hoppe U, Klose R (2005) Das Inhalationstrauma bei Verbrennungspatienten: Diagnostik und Therapie. Intensivmedizin 42:425–439
7. Tobiasen J, Hiebert JM, Edlich RF (1982) The abbreviated burn severity index. Ann Emerg Med 11:260–262
8. Kramer GC (2012) Pathophysiology of burn shock and burn edema. In: Herndon DN (Hrsg) Total Burn Care, 4. Aufl. Elsevier, Philadelphia, S 103–113

9. Adams HA, Hartmann B, Lehnhardt M, Mailänder P, Menke H, Reichert B, Rennekampff HO, Sinnig M, Vogt PM (2013) Erste Hilfe bei Brandverletzungen – eine Empfehlung der Deutschen Gesellschaft für Verbrennungsmedizin (DGV). http://www.verbrennungsmedizin.de/leitlinie-erste-hilfe-brandverletzungen.php. Zugegriffen: 28. Feb. 2015
10. Lonnecker S, Schoder V (2001) Hypothermie bei brandverletzten Patienten – Einflüsse der präklinischen Behandlung. Chirurg 72:164–167
11. Allison K, Porter K (2004) Consensus on the pre-hospital approach to burns patient management. Injury 35(8):734–738
12. Adams HA, Vogt PM (2010) Die notfall- und intensivmedizinische Grundversorgung des Schwerbrandverletzten. Anästh Intensivmed 51:90–112
13. Adams HA (2007) Volumen-und Flüssigkeitsersatz – Physiologie, Pathophysiologie, Pharmakokinetik und klinischer Einsatz (Teil I). Anästh Intensivmed 48:448–460
14. Sander F, Beneker J (2015) Transport des brandverletzten Patienten. In: Lehnhardt M, Hartmann B, Reichert B (Hrsg) Verbrennungschirurgie. Springer, Heidelberg (Im Druck)
15. Merkblatt 06/02 zur Zusammenarbeit Feuerwehr – Luftrettung; Vereinigung zur Förderung des deutschen Brandschutzes (vfdb) vom. Zugegriffen: 16. Juni 2014

16. Küntscher MV, Hartmann B (2004) Zielparameter der Volumensubstitution nach Verbrennungstrauma. Intensivmed Notfallmed 41:499–504
17. Hartmann B, Ottomann C (2012) Outpatient burn care. In: Jeschke MG, Kamolz LP, Sjöberg F, Wolf SE (Hrsg) Handbook of Burns Volume 1: Acute Burn Care. Springer, Heidelberg, S 431–450
18. Janzekowic Z (1970) A new concept in the early excision and immediate grafting of burns. J Trauma 10(12):1103–1108
19. Rosenberg L, Krieger Y, Bogdanov-Berezovski A, Silberstein E, Shoham Y, Singer AJ (2014) A novel rapid and selective enzymatic debridement agent for burn wound management: a multi-center RCT. Burns 40(3):466–474
20. Horch RE, Schmidt VJ (2012) Burn reconstruction: Skin substitutes and tissue engineering. In: Kamolz LP, Jeschke MG, Horch RE, Küntscher M, Brychta P (Hrsg) Handbook of Burns, Volume 2: Reconstruction and Rehabilitation. Springer, Heidelberg, S 149–167
21. Bloemen MC, van Zuijlen PP, Middelkoop E (2012) Twelve year follow up: a clinical study on dermal regeneration. In: Kamolz LP, Jeschke MG, Horch RE, Küntscher M, Brychta P (Hrsg) Handbook of Burns, Volume 2: Reconstruction and Rehabilitation. Springer, Heidelberg, S 169–180

Notfall Rettungsmed 2015 · 18:621–641
DOI 10.1007/s10049-015-0091-z
Online publiziert: 15. Oktober 2015
© Springer-Verlag Berlin Heidelberg 2015

Redaktion
R. Kollmar, Darmstadt
G. Matthes, Berlin
G. Rücker, Rostock
S. Somasundaram, Berlin
U. Zeymer, Ludwigshafen

 CrossMark

M.T. Zacher[1] · A.M. Högele[1] · M. Hanschen[1] · F. von Matthey[1] · A.-K. Beer[2] · F. Gebhardt[2] ·
P. Biberthaler[1] · K.-G. Kanz[1]

[1] Klinik und Poliklinik für Unfallchirurgie, Klinikum rechts der Isar,
  Technische Universität München, München, Deutschland
[2] Institut für Mikrobiologie, Immunologie und Hygiene, Klinikum rechts der
  Isar, Technische Universität München, München, Deutschland

Grundlegende Techniken des Wundverschlusses in der Notaufnahme

Zusammenfassung

Die Versorgung von Wunden stellt einen zentralen Aufgabenbereich für Notaufnahmen dar. Nur die umgebene intakte Haut, nicht die Wunde selbst, sollte vor Beginn der definitiven Wundversorgung desinfiziert werden. Störende Haare im Wundbereich können mit Schere oder Clipper gekürzt werden; eine Rasur ist wegen der Verletzung der Haarfollikel nicht angezeigt. Das Lokalanästhetikum wird direkt durch die freiliegenden Wundränder injiziert. Nach Wundinspektion und Spülung mit Ringer-, Kochsalzlösung oder Aqua dest. bei größeren Wunden erfolgt die definitive Versorgung der Wunde. Stark verschmutztes und devitalisiertes Gewebe erfordert ein sorgfältiges Wund-Débridement. Die Möglichkeiten des definitiven Wundverschlusses und die dafür verwendeten Materialien sind vielfältig. Häufige Anwendung in Notaufnahmen finden Gewebekleber, Wundnahtstreifen, Klammernaht und die verschiedenen Methoden der Wundnaht. Bei geringblutenden Verletzungen der behaarten Kopfhaut können alternative Verfahren der Wundversorgung wie das Verkleben von Haaren zum Einsatz kommen („hair apposition technique", HAT). Bei stark blutenden Kopfplatzwunden sollte die Galea aponeurotica für die Blutstillung mitgefasst werden. Die Nachsorge variiert je nach Beschaffenheit von Wunde und Patient. In jedem Fall ist auf eine adäquate Analgesie und die Vorbeugung von Infektionen zu achten. Zudem ist es Aufgabe des Arztes, den Patienten über das weitere Vorgehen nach der Wundversorgung zu informieren.

Schlüsselwörter

Wunden und Verletzungen · Débridement · Lokalanästhesie · Blutung · „Hair apposition technique"

Lernziele

Nach der Lektüre dieses Beitrags …
- können Sie die Phasen und die Arten der Wundheilung beschreiben.
- fühlen Sie sich sicher in der Wundversorgung.
- kennen Sie die Möglichkeiten des definitiven Wundverschlusses und die dafür verwendeten Materialien.
- sind Sie imstande, sowohl gering als auch stark blutende Kopfplatzwunden adäquat zu versorgen.
- wissen Sie, wann eine antimikrobielle Prophylaxe bei Hochrisikowunden angezeigt ist.
- können Sie die Nachsorge an die individuellen Bedürfnisse Ihres Patienten anpassen.

Einleitung

Die Versorgung von Wunden stellt einen zentralen Aufgabenbereich für Notaufnahmen dar. Ziele des Wundmanagements sind die Wiederherstellung der Gewebekontinuität und -funktionalität sowie die Vermeidung von Infektionen. Die Wunde als solche wird definiert als eine durch äußere Einflüsse entstandene umschriebene oder flächenhafte Gewebedurchtrennung oder -zerstörung [1].

Es stellen sich 10–20 % der Patienten einer Notaufnahme mit Wunden vor. Die häufigsten betroffenen Körperpartien sind:
- behaarte Kopfhaut,
- Gesicht,
- Hals,
- Extremitäten,
- Finger,
- Zehen und
- Körperstamm.

Ziel des Wundmanagements ist die Wiederherstellung der Gewebekontinuität

General principles of wound management in emergency departments

Abstract

Wound management is one of the major tasks in emergency departments. The surrounding intact skin but not the wound itself should be disinfected before starting definitive wound treatment. Hair should first be removed by clipping to 1-2 mm above the skin with scissors or clippers as shaving the area with a razor damages the hair follicles and increases the risk of wound infections. Administration of local anesthetics should be performed directly through the exposed edges of the wound. After wound examination, irrigation is performed with Ringer's solution, normal saline or distilled water. The next step is débridement of contaminated and devitalized tissue. There are several wound closure techniques available, including adhesive tapes, staples, tissue adhesives and numerous forms of sutures. Management of specific wounds requires particular strategies. A bleeding control problem frequently occurs with scalp lacerations. Superficial scalp lacerations can be closed by alternative wound closure methods, for example by twisting and fixing hair and the use of tissue adhesives, i.e. hair apposition technique (HAT). For strongly bleeding lacerations of the scalp, the epicranial aponeurosis should be incorporated into the hemostasis. Aftercare varies depending on both the characteristics of the wound and those of the patient and includes adequate analgesia as well as minimizing the risk of infection. Sufficient wound aftercare starts with the treating physician informing the patient about the course of events, potential complications and providing relevant instructions.

Keywords

Wounds and injuries · Debridement · Local anesthesia · Bleeding · Hair apposition technique

In der eigenen Notaufnahme werden jährlich über 1500 Wunden chirurgisch versorgt, davon etwa 22 % im Bereich der behaarten Kopfhaut, 28 % im Gesicht und 30 % oberflächliche Hand-Finger-Verletzungen. Der Anteil von Wunden an Stamm, oberer und unterer Extremität beträgt etwa 16 %.

Dieser Beitrag beschreibt die grundlegenden Klassifikationen einfacher Wunden. Die Versorgung von Wunden an Gesicht und Hand erfordert spezielles Wissen des behandelnden Arztes und wird in einem weiterführenden Beitrag ausführlich thematisiert.

Die Dokumentation der Wundversorgung reicht zurück bis in das alte Ägypten und das antike Griechenland: **Honig** wurde damals als topisches Heilmittel und antibakterielle Salbe für infizierte Wunden verwendet. Im Jahr 150 n. Chr. beschrieb Galenos von Pergamon, ein griechisch-römischer Arzt, zum ersten Mal in der Geschichte, dass Wunden zum Zweck der Heilung feucht gehalten werden sollten [2]. Der französische Chirurg Ambroise Paré, einer der Wegbereiter der modernen Chirurgie, ersetzte die im 16. Jh. übliche, für den Patienten jedoch unangenehme Kauterisierung von großflächigen Wunden mit glühenden Eisen durch **heilende Verbände** aus Öl, Terpentin und Eigelb.

Die Behandlungsmöglichkeiten haben sich seit dieser Zeit stark verändert. Viele einzelne Faktoren beeinflussen den Heilungsprozess von Wunden: die Wundlokalisation, die Form, der Immunstatus des Patienten, aber auch die Erfahrung des behandelnden Arztes. Die Wundversorgung ist dabei ein komplexer Prozess und setzt sich zusammen aus Inspektion, Anästhesie, Blutstillung, Wundspülung, Débridement, Wundverschluss und Nachsorge.

Aufgrund der Tatsache, dass einfache Wunden keine lebensbedrohlichen Krankheitsbilder darstellen, wird diese Art der Versorgung in vielen Fällen unterschätzt, woraus eine beträchtliche Zahl an Behandlungsfehlern resultieren kann. Den behandelnden Ärzten steht heute eine Vielzahl an Möglichkeiten der Wundversorgung zur Verfügung; die jeweiligen Behandlungskonzepte sollten sich an der Evidenz orientieren.

> Die Unterschätzung der Wundversorgung kann einen Behandlungsfehler nach sich ziehen

Je nach Art der Wunde sieht sich der behandelnde Arzt mit unterschiedlichen Problemen konfrontiert. Die Blutstillung von stark blutenden Kopfplatzwunden kann insbesondere einen unerfahrenen Arzt vor erhebliche Schwierigkeiten stellen. Die Versorgung von Gesichtswunden wiederum erfordert besondere Erfahrung und besondere Kenntnisse über die im Gesicht befindlichen Strukturen. Cave: Diese Art der Wundversorgung sollte dem Facharzt oder Kollegen in der fortgeschrittenen Weiterbildung vorbehalten sein. Bei **Handwunden** ist in vielen Fällen unbedingt eine Revision mit ausführlicher Inspektion tieferer Strukturen erforderlich. Unabhängig von dieser Vielzahl an Aspekten, die im Rahmen der Wundversorgung bedacht werden müssen, stellt das vorrangige Ziel der Wundversorgung die Wiederherstellung der Gewebekontinuität dar.

Phasen der Wundheilung

Exsudationsphase (1. bis 3. Tag)

Diese Phase ist gekennzeichnet durch Gerinnung, Entzündungsreaktion und die Bildung des sog. **Wundschorfes**. Die Blutstillung wird durch das Zusammenspiel von körpereigenen Zellen (Thrombozyten, Erythrozyten, Leukozyten) und Plasmaproteinen erreicht. Sekundär kommt es zur Auffüllung des Wundspalts mit Fibrin und koaguliertem Blut sowie zur Aktivierung der Immunantwort durch die Freisetzung von Mediatoren [3].

Granulations- oder Proliferationsphase (2. bis 20. Tag)

Zu Beginn dieser Phase erfolgt die Phagozytose der gebildeten Blutkoagel durch Makrophagen. Durch Reepithelialisierung und von Fibroblasten gebildetes Kollagen wird die Wunde langsam ausgebaut. Im Verlauf bildet sich kontraktiles Granulationsgewebe mit konsekutivem Gewebeverschluss.

> Durch Reepithelialisierung und von Fibroblasten gebildetes Kollagen wird die Wunde langsam ausgebaut

Regenerations- oder reparative Phase (3. Tag bis 6. Monat)

Diese Phase ist durch ständigen Auf- und Umbau von Narbengewebe gekennzeichnet. Dieses Gewebe ist frei von Hautdrüsen. Nach 5 Tagen beträgt die **Zugelastizität** der Wunde 5 % der Festigkeit von unverletzter Haut, nach 3 Wochen etwa 20 % und nach 4 Monaten etwa 60 % [1]. Die verletzte Haut kann bis zu 90 % ihrer ursprünglichen Festigkeit erreichen. Der Umbauprozess dauert bis zu einem Jahr nach der Verletzung an.

Wundklassifikation

Vor jeder Art der Wundversorgung sollten Wunden nach der Art der Kontamination und ihrem Infektionsrisiko klassifiziert werden [1]:

- Saubere Wunden entstehen bei Verletzungen, die sich unter aseptischen Umständen ereignet haben, wie z. B. bei elektiven chirurgischen Inzisionen.
- Saubere kontaminierte Wunden wie z. B. glatte Schnittwunden sind mit der gewöhnlichen Hautflora besiedelt. Es liegt keine Kontamination mit Schmutz oder Fremdkörpern vor.
- Kontaminierte Wunden kommen nach traumatischen Verletzungen vor, die weniger als 12 h alt sind oder die nicht auf aseptische Weise entstanden sind. Diese Art der Wunden umfasst beispielsweise Platzwunden oder auch offene Frakturen. Die Mehrzahl der in der Notaufnahme zu versorgenden Wunden sind kontaminierte Wunden. Sie sind in vielen Fällen mit Schmutz, Fremdkörpern oder auch Eiter behaftet.
- Verunreinigte Wunden sind über 12 h alt oder stark kontaminiert, z. B. mit Erde oder Fäzes.

Arten der Wundheilung

Primäre Wundheilung und primärer Wundverschluss

Unter optimalen Bedingungen heilen Wunden per primam intentionem. Glatte, gut adaptierbare Wundränder, eine gute Durchblutung und geringe Kontamination stellen Voraussetzungen für diese Art der Wundheilung dar [1]. Diese Wunden können bei Bedarf ohne Zeitverzögerung chirurgisch verschlossen werden (◨ **Abb. 1**).

Sekundäre Wundheilung

Wunden in Form **größerer Gewebedefekte** heilen per secundam intentionem. Lassen sich die Wundränder nicht adaptieren oder ist die Wunde nekrotisch, infektiös oder stark verschmutzt, bildet sich als Gewebeersatz Granulationsgewebe (◨ **Abb. 1**). Der Wundverschluss basiert auf einem Offenlassen der Wunde mit anschließender Wundheilung ohne chirurgische Intervention. Diese Art des Heilungsprozess dauert länger und gestaltet sich komplizierter als der primäre Wundverschluss. Der sekundäre Wundverschluss ist jedoch mit einem niedrigeren Infektionsrisiko assoziiert.

Die besten Heilungsergebnisse weisen konkave und flache Hautareale auf. Konkave Bereiche sind beispielsweise die Ohrmuschel oder die Nasolabialfalte, flache Hautareale die Stirn, das Naseninnere oder die periorbitalen Bereiche. Der Heilungsprozess kann unter optimalen Bedingungen analog zur primären Wundheilung verlaufen. **Konvexe Hautareale** wie die Nasenspitze oder die Wangenregion sollten aufgrund der geringeren Heilungstendenz nicht einer sekundären Wundheilung zugeführt werden [1].

Tertiäre Wundheilung oder sekundärer Wundverschluss

Die tertiäre Wundheilung (◨ **Abb. 1**) betrifft Wunden, die mit einem **hohen Infektionsrisiko** behaftet sind. Zunächst wird die Wunde offen gelassen, um nach dem Ablauf von 3 bis 5 Tagen primär verschlossen zu werden. Vor Wundverschluss sollten der Wundgrund sowie die Wundränder mit befeuchteten Kompressen gereinigt und die Wunde sorgfältig gespült werden, um jeglichen Schmutz zu entfernen. Erheblich kontaminierte Wunden weisen durch diese Art der Wundversorgung gute Heilungstendenzen auf [1, 4].

„6-Stunden-Grenze"

Die abgelaufene Zeit seit der Verletzung ist ein entscheidender Parameter für die Art der Wundversorgung. Nach 3–6 h wächst die Zahl der Bakterien rapide an; nach 12 h erhöht sich das Infektionsrisiko dramatisch. Wenige Studien haben bis dato die Zeitspanne untersucht, nach der eine Wunde primär und ohne erhöhtes Infektionsrisiko verschlossen werden kann.

Der Wundverschluss basiert auf dem Offenlassen der Wunde mit anschließender Wundheilung

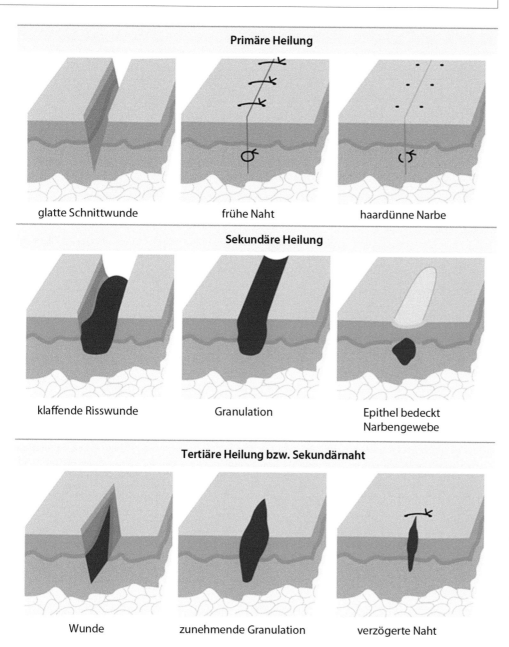

Abb. 1 ▲ Primäre Wundheilung bei Primärnaht, sekundäre Wundheilung mit Epithelialisierung und Narbenbildung, tertiäre Wundheilung bzw. Sekundärnaht mit verkleinerter Narbe

Auf Grundlage der derzeitigen limitierten Evidenz können nichtstark kontaminierte Gesichts- und Kopfplatzwunden wegen der exzellenten Durchblutung dieser Areale, niedriger Infektionsraten und auch aus kosmetischen Gründen nach bis zu 48 h primär verschlossen werden. In anderen Bereichen sollte der primäre Wundverschluss nach spätestens nach 6 bis 12 h erfolgen, sofern sie nur leicht kontaminiert oder nicht in risikoreichen Körperregionen wie an Hand oder Fuß lokalisiert sind. Wunden an Händen sowie Füßen und Bisswunden, die älter als 6–12 h sind, erfordern besondere Vorsorge und einen evtl. verzögerten Wundverschluss.

Lange Zeit orientierte man sich im Rahmen der Wundversorgung an der 6-Stunden-Regel nach Friedrich. Auf dem XVII. Kongress der Deutschen Gesellschaft für Chirurgie 1898 postulierte Friedrich, dass bei allen frischen, nichtoperativen Verletzungen innerhalb von 6 h eine „Anfrischung mit dem Messer jegliche Infektionsgefahr für den Träger beseitige. Wo Umstände dieses Verfahren verbieten oder nicht angezeigt erscheinen lassen ist … eine offenhaltende Behandlung das beste Präservativ gegen schwere Infectionen" [5]. Erich Lexer, der nach dem Wechsel von Ferdinand Sauerbruch an die Charité den Lehrstuhl der Chirurgischen Universitätsklinik an der Nußbaumstraße in

Nicht stark kontaminierte Gesichts- und Kopfplatzwunden können nach bis zu 48 h primär verschlossen werden

Tab. 1 Empfehlungen des Robert Koch-Instituts zur Tetanusimmunprophylaxe bei Verletzungen [6]

Vorgeschichte der Tetanusimmunisierung[a]	Saubere, geringfügige Wunden		Alle anderen Wunden[b]	
	DTap/Tdap[c]	TIG[d]	DTap/Tdap[c]	TIG[d]
Unbekannt	Ja	Nein	Ja	Ja
0 bis 1	Ja	Nein	Ja	Ja
2	Ja	Nein	Ja	Nein[e]
3 oder mehr	Nein[f]	Nein	Nein[g]	Nein

[a]Anzahl der erhaltenen Tetanusimpfdosen.

[b]– Tiefe und/oder verschmutzte (mit Staub, Erde, Speichel, Stuhl kontaminierte) Wunden, Verletzungen mit Gewebezertrümmerung und reduzierter Sauerstoffversorgung oder Eindringen von Fremdkörpern (z. B. Quetsch-, Riss-, Biss-, Stich-, Schusswunden),
–schwere Verbrennungen und Erfrierungen,
–Gewebsnekrosen,
–septische Aborte.

[c]Kinder unter 6 Jahren erhalten einen Kombinationsimpfstoff mit DTaP, ältere Kinder Tdap (d. h. Tetanus-Diphtherie-Impfstoff mit verringertem Diphtherietoxoidgehalt und verringerter azellulärer Pertussiskomponente). Erwachsene erhalten ebenfalls Tdap, wenn bei ihnen noch keine Tdap-Impfung im Erwachsenenalter (≥ 18 Jahre) durchgeführt wurde oder sofern eine aktuelle Indikation für eine Pertussisimpfung besteht (Tab. 2, *Epid Bull* 30/09, S. 289).

[d]Tetanusimmunglobulin, i. Allg. werden 250 IE verabreicht, die Dosis kann auf 500 IE erhöht werden; TIG wird simultan mit DTap/Tdap-Impfstoff angewendet.

[e]Ja, wenn die Verletzung länger als 24 h zurückliegt.

[f]Ja (eine Dosis), wenn seit der letzten Impfung mehr als 10 Jahre vergangen sind.

[g]Ja (eine Dosis), wenn seit der letzten Impfung mehr als 5 Jahre vergangen sind.

Jede Wunde erfordert eine individuelle Beurteilung

München übernahm, begründete als einer der wesentlichen Wegbereiter der plastischen Chirurgie das Konzept der **„Wundtoilette"**: eine Kombination aus sorgfältiger Wundreinigung und gewebeschonendem Débridement. International wird von dieser historischen 6-Stunden-Regel nach Friedrich abgesehen. Im Gegenteil, es hat sich gezeigt, dass Wunden auch nach Ablauf von 6 h und ohne Anfrischung der Wundränder eine gute Heilungstendenz aufweisen. Es sollte jedoch bedacht werden, dass jede Wunde eine individuelle Beurteilung erfordert. Die Art der Wunde gibt bereits erste Hinweise auf die Heilungstendenz und evtl. erforderliche Wundversorgungsmaßnahmen. Wesentliche Faktoren für eine potenzielle Wundinfektion sind das Alter der Wunde, der Anteil an devitalisiertem Gewebe und die Bakteriendichte in der Wunde. Des Weiteren sollte man berücksichtigen, dass **Quetschwunden** ein 100-fach höheres Risiko für Wundinfektionen aufweisen als einfache Platzwunden [1, 4].

Tetanusschutz

Bei jeder offenen Wunde ist grundsätzlich der Tetanusschutz des Patienten zu erfragen und zu dokumentieren. Der Grund dafür liegt in der potenziellen Gefahr einer Kontamination mit *Clostridium tetani*. Aufgrund einer Mortalitätsrate von bis zu 60 % ist die unbehandelte Tetanuserkrankung eine ernst zu nehmende Komplikation einer Wundinfektion.

Jede Impfung zählt

Die **Tetanusimmunprophylaxe** ist unverzüglich durchzuführen; Personen mit unvollständiger Grundimmunisierung sollten einen vollständigen Impfschutz erhalten (◘ **Tab. 1**). Tetanus-Diphtherie-Auffrischimpfungen (Td) sollten jeweils 10 Jahre nach der vorangegangenen Impfung erfolgen. Bei der ersten fälligen Auffrischimpfung sollte einmalig ein Tetanus-Diphterie-azelluläre-Pertussis-Kombinationsimpfstoff (Tdap) verwendet werden. Es gilt, dass jede Impfung zählt und eine einmal erfolgte Grundimmunisierung auch bei Intervallen, die länger als 10 Jahre betragen, nicht wiederholt werden muss. Wenn nur der Zeitpunkt der letzten Boosterung unklar ist, die Grundimmunisierung (mindestens 3 Dosen) aber höchst wahrscheinlich durchgeführt wurde, ist ggf. die Gabe einer Auffrischungsdosis mit dem Tetanus-Diphterie-Impfstoff (Td) die einfachste Verfahrensweise. Bei Personen, die sich häufig in Notaufnahmen vorstellen und denen ihr Impfstatus nicht erinnerlich ist, muss damit der behandelnde Arzt damit rechnen, dass sie aufgrund von häufigen unnötigen Boosterungen stärkere lokale Impfreaktionen entwickeln [6].

Wundversorgung

Lokalanästhesie

Vor jeder Art der Lokalanästhesie sollten die periphere Durchblutung, Motorik und Sensibilität des betroffenen Gebiets exakt untersucht und dokumentiert werden. Außerdem müssen die **Aufklärung** des Patienten über die Maßnahme und evtl. Nebenwirkungen sowie die Abklärung in Bezug auf blutgerinnungshemmende Medikation erfolgen. Die Lokalanästhesie wird aufgrund der Gefahr einer möglichen Synkope nur am liegenden Patienten durchgeführt. Zur Analgesie stehen verschiedene Anästhesieformen zur Verfügung.

> **Die Lokalanästhesie wird am liegenden Patienten durchgeführt**

Lokal

Eine Lokalanästhesie bietet sich eigentlich nur bei sehr oberflächlichen Haut- und Schleimhautverletzungen an. Häufige Methoden stellen die Kryoanästhesie und die topische Anwendung eines Lokalanästhetikums dar.

Kryoanästhesie

Im Rahmen der Kryoanästhesie kühlt man das zu versorgende Hautareal ca. 5 min mit einem befeuchteten Eiswürfel oder benutzt ein herkömmliches **Vereisungsspray** (Chloräthylspray). Dieses wird in ca. 10 cm Abstand auf die intakte Haut aufgetragen. Indikationen hierfür stellen lediglich Blaseneröffnung oder ganz oberflächliche Eingriffe dar. Bei der Anwendung eines Vereisungssprays muss insbesondere die erhebliche Gefahr der Erfrierung des behandelten Gewebes berücksichtigt werden.

> **Indikationen stellen ganz oberflächliche Eingriffe dar**

Topische Anwendung eines Lokalanästhetikums

Zur topischen Anwendung eines Lokalanästhetikums wird beispielsweise 2 %iges Lidocaingel mithilfe einer Mullkompresse direkt auf die Wunde aufgetragen. Die Wirkung setzt nach ungefähr 5 min ein und hält etwa 30 min an.

> **Zweiprozentiges Lidocaingel wird mithilfe einer Mullkompresse direkt auf die Wunde aufgetragen**

Eine weitere Form der lokalen Betäubung stellt die Anwendung der **EMLA-Creme** (EMLA: „eutetic mixture of local anesthetics") dar. EMLA-Creme wird vorwiegend im Bereich der Pädiatrie zur Betäubung von Blutentnahmestellen verwendet. Sie setzt sich aus einer Mischung von Lidocain und Prilocain zusammen und ist ausschließlich auf die intakte Haut zu applizieren. Zur besseren Einwirkung wird nach dem Auftragen ein Okklusivverband angelegt [3].

Intra- und subdermal

Bei **tiefen Wunden** oder der Notwendigkeit einer Wundnaht bevorzugt man die intra- oder besser subdermale Injektion eines Lokalanästhetikums. Hierzu wird das Gewebe mithilfe einer dünnen Nadel (24 G) mit Lokalanästhetikum anästhesiert. Die Nadel wird wegen der deutlich verringerten Schmerzsensation durch die Wundränder maximal zu zwei Drittel ihrer Länge eingeführt, um eine unkontrollierte Verletzung tiefer liegender Strukturen zu vermeiden.

> **Die subdermale Injektion ist im Gegensatz zur intradermalen Injektion weniger schmerzhaft**

Die subdermale Injektion ist im Gegensatz zur intradermalen Injektion weniger schmerzhaft, da sie mit einer geringeren Gewebespannung assoziiert ist. Um einer potenziellen intravasalen Injektion des Lokalanästhetikums vorzubeugen, wird vor Applikation stets aspiriert. Damit die Injektion des Lokalanästhetikums möglichst schmerzfrei gelingt, erfolgt die subdermale Injektion direkt durch die freiliegenden Wundränder. Lediglich bei stark verschmutzten Wunden wird durch die intakte Haut injiziert. Die Injektion selbst sollte langsam und kontinuierlich vorgenommen werden. Die Einwirkzeit beträgt ca. 5–10 min [1].

Bei größeren Verletzungen an den Extremitäten sollten die Möglichkeiten der verschiedenen Verfahren der **Regional-/Leitungsanästhesie**, ggf. unter Hinzuziehung der anästhesiologischen Kollegen, genutzt werden.

> **Der Zusatz von Adrenalin ermöglicht höhere Lokalanästhetikamaximaldosen**

Die pharmakologischen Eigenschaften und die jeweilige Dosierung der gängigsten Lokalanästhetika zeigt ◘ **Tab. 2.** Der Zusatz von Adrenalin ermöglicht durch die damit verbundene Vasokonstriktion höhere Maximaldosen, da hierdurch der kapilläre Abtransport der Lokalanästhetika verzö-

Tab. 2 Grobe Richtwerte zu Pharmakologie und Dosierung der gängigsten Lokalanästhetika [1, 3, 4, 7]

Lokalanästhetikum	Analgetische Potenz	Wirkbeginn	Wirkdauer ohne Zusätze	Toxizität	Maximaldosis (mg/kgKG) Ohne Adrenalin	Mit Adrenalin 1:200.000	Konzentrationen (%)	Subdermale Anwendung	Regionalanästhesie
Lidocain (Xylocain®)	Mittel (2)	Schnell (5 min)	Mittel (30–60 min)	Niedrig (Methämoglobin)	3–4	7,0	1, 2	0,5–1	1–2
Prilocain (Xylonest®)	Mittel (2)	Schnell (5 min)	Mittel (30–90 min)	Sehr niedrig	5–6	8–9	1	4	Nicht anwendbar
Mepivacain (Scandicain®)	Mittel (2)	Schnell (3 min)	Mittel (45–90 min)	Niedrig	4,0	7,0	1	0,5–1	1–2
Bupivacain (Carbostesin®)	Hoch (8)	Langsam (10–15 min)	Lang (200 min)	Mittel-hoch	2,0	2–3	0,25-0,5	0,5-0,75	0,25-0,5
Ropivacain (Naropin®)	Hoch (6–8)	Mittel-schnell (10–15 min)	Lang (200 min)	Niedrig bis mittel	3–4	–	0,2–1	0,5	0,5

gert wird. Ferner ist zu beachten, dass aufgrund der unterschiedlichen Substanzen, Konzentrationen und Maximaldosen die zu applizierenden Mengen variieren können.

Haarentfernung

Wunden im Bereich der behaarten Kopfhaut stellen eine Besonderheit für die Wundversorgung dar. Haare im Wundbereich sollten auf keinen Fall sofort rasiert, sondern mit Bedacht entfernt werden. Dies gilt insbesondere im Hinblick darauf, dass Haare zum Verschluss einer Kopfplatzwunde benötigt werden können. Störende Haare werden mit Wasser oder 0,04 %igem Polyihexanidgel angefeuchtet und zur Seite gekämmt oder mit Schere oder Clipper gekürzt. Eine Rasur ist wegen der Verletzung der Haarfollikel, des Erzeugens von kleinen Läsionen und dem damit einhergehenden Infektionsrisiko obsolet [8]. **Augenbrauen** dürfen auf keinen Fall rasiert werden, da sie fehlerhaft oder gar nicht mehr nachwachsen können. Die Verletzung von Haarwurzeln kann zum dauerhaften Ausbleiben des Haarwuchses der Augenbrauen führen [9, 10].

Haare können zum Verschluss einer Kopfplatzwunde benötigt werden

Wundreinigung und -desinfektion

Ziel der Wundreinigung ist die Entfernung von Bakterien, Fremdmaterial und verunreinigtem Gewebe. Im Gegensatz zu der regelhaften Desinfektion der intakten Haut wie bei Eingriffen vor dem Hautschnitt sollte eine Desinfektion der Wunde bzw. des Wundgrunds wegen der zytotoxischen Wirkung der Mehrzahl der Desinfektionsmittel nach Möglichkeit unterlassen werden. Alkoholische Desinfektionsmittel werden von den Herstellern nur als Mittel zur **reinen Hautdesinfektion** empfohlen. In Laborversuchen mit Kulturen von menschlichen Fibroblasten und Stromazellen sowie verschiedenen Staphylokokkenstämmen waren 3 %iges Wasserstoffperoxid, 0,04 %iges Polihexanid (z. B. Lavasept®), 0,1 %iges Octenidindihydrochlorid und wässrige 10 %ige Povidon-Jod-Lösung (z. B. Braunol®) bei 2-min-Einwirkzeit zytotoxisch. Auch in einer Verdünnung bis zur minimalen bakteriziden Konzentration waren außer der auf fast 100-fach verdünnten 0,13 %igen Povidon-Jod-Lösung alle anderen untersuchten Desinfektionsmittel zytotoxisch [11]. Einige Autoren empfehlen für die Desinfektion der Wundumgebung eine mit Kochsalzlösung 10-fach verdünnte und damit 1 %ige **Povidon-Jod-Lösung** [1]. Allerdings muss hierbei berücksichtigt werden, dass die damit einhergehende Braunfärbung keine ausreichende Inspektion der Wunde mehr erlaubt. Außerdem werden blondierte Haare und Kleidungsstücke oft irreversibel braun gefärbt.

Die Mehrzahl der Desinfektionsmittel wirkt zytotoxisch

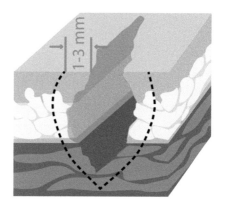

Abb. 2 ▲ Débridement von devitalisiertem und verunreinigtem Gewebe durch sparsame Exzsision der Wundränder mit dem Skalpell [10]

In keinem Fall darf Octenisept® in der Wunde verbleiben, da Octenidindihydrochlorid vom Köper nicht abgebaut werden kann. Die Substanz greift in das enzymatische System der Zelle ein und bewirkt eine Leckage der Zytoplasmamembran, die zu einer Störung der Mitochondrienfunktion führt. Als Resultat dieser Interaktionen kommt es zu einer **Nekrosebildung** im Gewebe, die durch eine zusätzliche Aktivierung der köpereigenen Immunreaktion verstärkt wird. Aus diesem Grund ist die Anwendung von Octenisept® zur Spülung von nichtoberflächlichen Wunden insbesondere ohne die Möglichkeit eines sicheren Abflusses kontraindiziert [12].

> Octenidindihydrochlorid bewirkt eine Leckage der Zytoplasmamembran

Wundspülung

Die adäquate Vorbereitung der Wunde und deren Spülung bilden die Grundlage der notfallmäßigen Wundversorgung. Eine sorgfältige Wundspülung
- entfernt Verunreinigungen,
- senkt das Infektionsrisiko und
- schafft die Voraussetzung für eine ausführliche Wundinspektion.

Wegen des hohen Komplikationspotenzials dürfen Spüllösungen nicht unter Druck in tiefe, nichtausreichend drainierte Bereiche appliziert werden. Aufgrund der zytotoxischen Wirkungen von Desinfektionsmitteln und der damit verbundenen irreversiblen Zellschäden empfehlen viele Autoren, die Wunde selbst nur mit Ringer-, 0,9 %iger Kochsalzlösung oder einfach mit Wasser zu reinigen. International wird Trinkwasser bzw. **Leitungswasser** („tap water") zur Wundreinigung – auch aus Kostengründen – empfohlen. Mehrere Cochrane-Reviews ergaben, dass die Verwendung von Leitungswasser zur Wundspülung zu keinem erhöhten Infektionsrisiko führt [13]. Anzumerken ist, dass die meisten in den Reviews zitierten Studien aus den USA stammen; hier ist das Leitungswasser üblicherweise chloriert. Zudem kollidiert dieses praktikable Vorgehen mit den europäischen bzw. nationalen Empfehlungen, da gemäß *Europäisches Arzneibuch* Wundspüllösungen in Einmalbehältnissen verpackt und steril sein müssen. Das Robert Koch-Institut empfiehlt: „… auch jede Wundspüllösung muss steril sein, Leitungswasser ist nicht frei von Mikroorganismen". Zu diskutieren ist, ob in der Notaufnahme eine Wasserentnahmestelle mit Sterilfilter eingerichtet werden kann, die ausschließlich für Wundspülungen verwendet wird. In der Literatur wird vereinzelt diskutiert, ob die nach längerer Standzeit in den Filtern auftretende Endotoxinkonzentration problematisch sein könnte; konkrete Untersuchungen hierzu sind uns nicht bekannt. Unter Berücksichtigung der geringen zur Verfügung stehenden Evidenz verwenden wir Aqua dest. als Spülflüssigkeit [14]. Die 0,9 %ige Kochsalzlösung hat den Nachteil, dass hochwertige chirurgische Instrumente, die nicht zeitnah von der Kochsalzlösung gereinigt werden, Flugrost ansetzen können und dann in der Sterilisation ausgemustert werden müssen.

> Aqua dest. kann als Spülflüssigkeit verwendet werden

Kleine Wunden sollten mit 50 ml/cm-Wundlänge und größere Wunden mit mindestens 200 ml gespült werden. Kontaminierte Wunden können mit wässriger 1%iger Povidon-Jod-Lösung gespült werden. Allerdings können hierbei unerwünschte Nebenwirkungen wie Hyperthyreose, Allergien und Wundheilungsstörungen auftreten. Mit **Polihexanid** steht eine weitere antimikrobiell wirksame Substanz mit guter Gewebeverträglichkeit und geringer Zytotoxizität in Form zugelassener Spüllösungen zur Verfügung [15]. Im Vergleich u. a. zu Povidon-Jod ergab sich in einer retrospektiven randomisierten kontrollierten Studie ein geringeres Risiko für eine Infektion bei kontaminierten Wunden [16]. Allerdings beträgt die empfohlene Einwirkzeit für Polihexanid 15 min.

> Kontaminierte Wunden werden mit einer wässrigen 1 %-igen Povidon-Jod-Lösung gespült

Auf keinen Fall sollten, wie oben ausgeführt, unverdünnte 10 %-ige Povidon-Jod-Lösung, Wasserstoffperoxid, Octenisept® oder andere Hautdesinfektionsmittel für die Wundspülung benutzt werden, da diese zytotoxisch wirken und zu irreversiblen Gewebeschäden führen können [1].

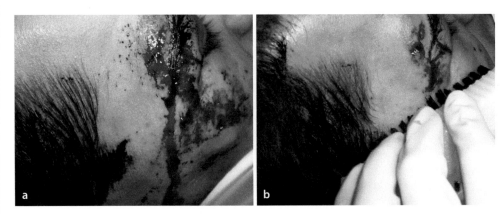

Abb. 3 ▲ **a** Gesichtsplatzwunde nach Fahrradsturz mit Einsprengung von Schmutzpartikeln in die Wunde, **b** nach Lokalanästhesie Reinigung mit Aqua dest. und steriler Bürste

Wundbeurteilung

Vor der definitiven Wundversorgung ist die ausführliche Untersuchung der Wunde unerlässlich. Die genaue Erfragung des **Unfallmechanismus** kann bereits Rückschlüsse auf die Schwere der Verletzung sowie potenziell auftretende Verletzungen geben. Die Beurteilung der Wunde berücksichtigt die Umstände des Unfallhergangs, die Lokalisation, die Wundtiefe, das Vorliegen evtl. Fremdkörper, mögliche Kontamination und die erste Einschätzung von ggf. betroffenen Strukturen wie Sehnen, Nerven oder Gefäßen. Im Fall von Verletzungen an Extremitäten sollten die Durchblutung, die Motorik und die Sensibilität im Verletzungsbereich und distal davon überprüft werden. Die kapilläre Füllungszeit sollte nicht länger als 2 s betragen. Die neurologische Untersuchung prüft Muskelkraft und Sensibilität. Bei Finger- und Handwunden wird die Zweipunktdiskriminationstestung vor Einleitung der Anästhesie durchgeführt. Tiefe Wunden müssen ausführlich inspiziert werden, um keine weiteren Verletzungen zu übersehen. Sehnen können durch Inspektion beurteilt werden. Muskeln hingegen müssen anhand des möglichen aktiven und passiven Bewegungsausmaßes sowie möglichen Kraftgrads beurteilt werden. Nervenverletzungen werden entweder im Rahmen der initialen Wundversorgung oder verzögert zu einem späteren Zeitpunkt versorgt. Bis zur definitiven Versorgung erfolgt hier nur ein vorübergehender Wundverschluss.

Die Einschätzung des tatsächlichen Ausmaßes der Verletzungen ist darüber hinaus von individuellen Aspekten abhängig, wie z. B. der Lokalisation der Verletzung und den **individuellen Anforderungen** des Patienten. Bei Handverletzungen sind die genaue Position der Hand beim Unfallhergang, die berufliche Tätigkeit und die Händigkeit des Patienten von Interesse. Nach Abschluss der Wundbeurteilung sollte eine präzise **Befunddokumentation** festgehalten werden.

> **Bei Finger- und Handwunden wird die Zweipunktdiskriminationstestung durchgeführt**

Blutstillung

In einigen Fällen ist eine adäquate Blutstillung zur Wundbeurteilung nötig. Bei kleinen Verletzungen reicht oft der direkte Druck eines Fingers des Untersuchers oder einer Saugkompresse. Für kleine Wunden an Hand und Finger genügt es in vielen Fällen, die Blutzufuhr proximal des betroffenen Areals mit dem abgeschnittenen Fingerteil eines herkömmlichen medizinischen Handschuhs im Sinne eines **Finger-Tourniquets** zu unterbinden. Zuvor sollte die Extremität ca. 1 min über Herzniveau gehalten werden, um eine venöse Drainage zu erreichen. Bei größeren Gewebedefekten kann für kurze Zeit eine Blutdruckmanschette angelegt werden. Der Druck der Manschette sollte für höchstens 20–30 min über dem systolischen Blutdruck des Patienten liegen. Vaskuläre Strukturen – mit Ausnahme von kleinen Arterien oder Venen – dürfen nicht ohne ausreichende Erfahrung geklemmt werden, um einer irreversiblen Gefäßschädigung vorzubeugen [1]. In den meisten Fällen wird eine effiziente Blutstillung ganz einfach durch die Wundnaht selbst erreicht.

> **Bei größeren Gewebedefekten kann für kurze Zeit eine Blutdruckmanschette angelegt werden**

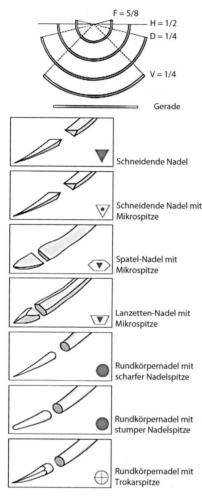

Abb. 4 ▲ Nadelübersicht mit Nadelspitze, -querschnitt und Symbol. ([19], mit freundlicher Genehmigung der B. Braun Melsungen AG)

Fremdkörper

Vor jeder definitiven Wundversorgung müssen mögliche Fremdkörper aus der Wunde entfernt werden. Wichtige Hinweise auf potenziell vorliegende Fremdkörper stellen die Empfindung des Patienten, eine eingeschränkte Beweglichkeit, punktuelle **Druckdolenz** oder das Vorliegen eines Spannungsgefühls im Bereich der Wunde dar [4]. Um evtl. Fremdkörper zu entfernen, sollte die Wunde eingehend inspiziert und palpiert werden. Dafür sollten die Wundränder mithilfe Pinzette angehoben, ggf. mit der Lexer-Schere oder dem Mosquito-Klemmchen gespreizt und sorgfältig mit Pinzette oder Finger ausgetastet werden. Bei fehlender ausreichender Erfahrung des behandelnden Arztes sollte jedoch kein Gewebe exzidiert werden, um neurovaskuläre Verletzungen zu vermeiden.

Je nach Fremdkörper und dessen Lokalisation bieten sich unterschiedliche Vorgehensweisen der Entfernung an. Der klassische vertikal liegende Holzspreißel etwa lässt sich am besten durch Keilinzision bergen. Nach Sicherung des Fremdkörpers wird die Wunde erneut exploriert. Eventuell ist eine weiterführende **bildgebende Untersuchung** angezeigt, um die genaue Lokalisation des Fremdkörpers zu ermitteln. Metall- oder Steinpartikel lassen sich am besten mithilfe des konventionellen Röntgens detektieren. Zu Darstellung von Fremdkörpern aus Holz oder Gummi bietet sich ein MRT oder ein CT an. Die Aufklärung des Patienten über die Möglichkeit von nichtdetektierten Fremdkörpern und des sekundären Infektionsrisikos sollte entsprechend dokumentiert werden. Dies hat auch den Hintergrund, dass verbliebene Fremdkörper einen der häufigsten Behandlungsfehlervorwurf an Ärzte in Notaufnahmen darstellen.

Erde ist ein besonderer Fremdkörper mit stark variierendem Kontaminationsrisiko. Sandige Erde weist geringes Infektionsrisiko auf. **Lehmerde** birgt aufgrund ihrer proinflammatorischen Eigenschaften die Gefahr von eitrigen Entzündungen. **Organische Erde** beinhaltet das Bakterium *Clostridium tetani*. Durch Erde kontaminierte Wunden sollten ausgiebig gespült, offen gelassen und nach einigen Tagen durch einen sekundären Wundverschluss versorgt werden [1].

> Die Wunde wird eingehend inspiziert und palpiert

> Der klassische vertikal liegende Holzspreißel lässt sich durch Keilinzision bergen

Wund-Débridement

Bei stark verschmutztem und devitalisiertem Gewebe ist ein gewebeschonendes Wund-Débridement unerlässlich. Insbesondere bei Platz- und Quetschwunden mindert ein sorgfältiges Débridement das Infektionsrisiko um den Faktor 30 [10]. Hierzu werden die Wundränder 1–3 mm mit einem Skalpell der Größe 10 angefrischt und ggf. zerstörtes Gewebe unter Beachtung von anatomischen Strukturen in der Tiefe reseziert (◻ **Abb. 2**).

Wunden im Gesicht sollten insbesondere aus kosmetischen Gründen nicht exzidiert werden. Aufgrund der ausgeprägten Vaskularisierung des Gesichts haben auch gequetschte und stark kontaminierte Wunden eine gute Heilungstendenz; Infektionen sind selten.

Neben dem Wund-Débridement sollten stark verschmutzte Wunden ausgiebig mithilfe feuchten Kompressen oder steriler Bürste gesäubert werden (◻ **Abb. 3**). Auf diese Weise werden auch diejenigen Schmutzpartikel entfernt, die einfaches Spülen nicht beseitigt. Außerdem kann vermieden werden, dass in der Wunde verbleibende Partikel zu einer ungewollten **„Wundtätowierung"** führen. International wird auch unsterile Kernseife zur Wundreinigung – insbesondere bei offenen Frak-

> Bei Platz- und Quetschwunden mindert das Débridement das Infektionsrisiko um den Faktor 30

> Stark verschmutzte Wunden können mit einer sterilen Bürste gesäubert werden

turen – angewandt, wegen der bereits oben angeführten europäischen und nationalen Vorschriften ist dieses Vorgehen allerdings nicht einfach umsetzbar [17].

Wundverschluss

Wundnahtstreifen

Tab. 3	Fadenstruktur und Material	
	Nichtresorbierbare Fäden	Resorbierbare Fäden
Monofil	Polypropylen (z. B. Prolene®), Nylon-Polyamid (z. B. Ethilon®)	Poliglecaprone (z. B. Monocryl®)
Polyfil	Polyester (z. B. Ethibond®)	Polyglactin (z. B. Vicryl®)

Wundnahtstreifen ermöglichen das **spannungsfreie Aneinanderlegen** von Wundrändern. Diese werden entweder allein oder in Kombination mit vorangegangener Intra- oder Subkutannaht der Wunde benutzt. Vor Applikation können die Wundränder in einem Bereich von 2–3 cm mit einer alkoholischen Desinfektionslösung gereinigt werden, um die Haftfähigkeit der Streifen zu erhöhen. Wundnahtstreifen existieren je nach zu versorgender Körperregion in verschiedenen Breiten. Die Streifen werden ausgehend von der Wundmitte quer zum Wundverlauf in ca. 1 cm Abstand aufgeklebt. Dabei sollten die Wundränder mithilfe einer Pinzette direkt aneinander gelegt und eine Faltenbildung vermieden werden. Die Wundnahtstreifen lösen sich nach 7 bis 10 Tagen von selbst und sollten nicht befeuchtet werden.

Wundnahtstreifen eignen sich nicht zur Anwendung auf feuchter Haut, über Gelenken, bei stark dehiszenten oder sehr unregelmäßigen Wundrändern. Vorsicht ist bei kleinen Kindern geboten, da sich diese die Wundnahtstreifen oft vorzeitig entfernen.

> **Die Streifen werden ausgehend von der Wundmitte quer zum Wundverlauf in ca. 1 cm Abstand aufgeklebt**

Klammernaht

Die ersten Vorläufer von Klammernahtgeräten kamen bereits zur Zeit des Zweiten Weltkriegs zum Einsatz. Sie ermöglichten eine schnelle und sichere Wundversorgung. Zur Durchführung einer Klammernaht legen 2 Personen die Wundränder unter Anwendung von Pinzetten aneinander. Anschließend wird das Klammernahtgerät – der **chirurgische Stapler** – sanft gegen die zu versorgende Hautoberfläche gepresst und der Auslöser gedrückt. Zum Einsatz kommen Klammern aus Titan. Diese bewirken durch ihre Form auch eine Blutstillung. Bei oberflächlichen Wunden werden die ca. 2,5 mm dicken Klammern mit einem Stapler der Breite 6 mm im Abstand von 5–10 mm angebracht. Es sollten nur so viele Klammern wie nötig gesetzt werden. Diese Art der Wundversorgung stellt eine zeitsparende Alternative zur herkömmlichen Wundnaht dar und ist darüber hinaus mit einem **geringen Blutverlust** assoziiert. Klammernähte sind allerdings nicht für die Versorgung von Gesichts- und Handwunden geeignet.

> **Klammernahtgeräte ermöglichen die schnelle und sichere Wundversorgung**

Gewebekleber

Bereits während des Vietnamkriegs wurden Gewebekleber zur Versorgung von Wunden verwendet. Die Anwendung des Klebers bietet sich v. a. zum Verschluss von sauberen, spannungsfreien Schnitt- und Risswunden sowie von chirurgischen Inzisionen an. Nach Wundreinigung werden die Wundränder mithilfe einer Pinzette aneinandergelegt. Anschließend wird der Gewebekleber unter Sicht einschichtig aufgetragen. Hierbei ist unbedingt darauf zu achten, dass der Kleber nicht in die Wunde gelangt. Die Wundränder werden so lange zusammen gehalten, bis der Kleber vollständig ausgehärtet ist. Der Kleber ist elastisch und passt sich der Wunde an. Er bildet einen antibakteriellen Schutzfilm sowie eine wasserabweisende Barriere. Bei medizinischen Gewebeklebern handelt es sich üblicherweise um langkettige **Histoacrylmonomere** (Octylcyanoacrylatkleber, N-Butylcyanoacrylatkleber), die in Verbindung mit Gewebeflüssigkeit schnell polymerisieren. Hinweise auf eine mögliche Zelltoxizität wurden bislang noch nicht gefunden.

Je nach molekularer Struktur unterscheiden sich Gewebekleber in ihrer **Viskosität**. Gering viskose Kleber (N-Butylcyanoacrylat) härten zwar schneller aus, bergen jedoch die Gefahr des versehentlichen Verlaufens in unerwünschte Areale. Ein weiterer Unterschied liegt in der Wärmeentwicklung und damit verbundener Wundreizung bei Applikation. Kontraindiziert ist die Anwendung von Gewebekleber in Bereichen, in denen sich keine Haftung erzielen lässt wie z. B. Schleimhaut, Areale mit

> **Gewebekleber bietet sich zum Verschluss von spannungsfreien Schnitt- und Risswunden an**

Tab. 4 In Abhängigkeit von der Lokalisation der zu versorgenden Wunde eingesetzte Fadenstärke [1]

Lokalisation	Tiefe Schichten		Hautnaht	
	Fadenstärke	Nahtmaterial	Fadenstärke	Nahtmaterial
Behaarte Kopfhaut	2-0, 3-0, 4-0	Resorbierbar	4-0, 5-0	Nylon, Polypropylen oder Klammergerät
Augenlid	5-0, 6-0, 7-0	Resorbierbar	6-0, 7-0	Nylon, Polypropylen
Gesicht, Hals	4-0, 5-0	Resorbierbar	5-0, 6-0	Nylon, Polypropylen
Stamm	3-0, 4-0	Resorbierbar	3-0, 4-0	Nylon, Polypropylen oder Klammergerät
Extremitäten	3-0, 4-0	Resorbierbar	3-0, 4-0, 5-0	Nylon, Polypropylen oder Klammergerät
Hände und Füße	Nicht empfohlen	Nicht empfohlen	4-0, 5-0	Nylon, Polypropylen
Fußsohle	3-0, 4-0	Resorbierbar	3-0, 4-0	Nylon, Polypropylen

hoher Spannung, offene, infizierte, stark kontaminierte Wunden. Eine Überempfindlichkeit gegenüber Gewebeklebern ist ebenfalls als Kontraindikation zu werten.

Der grundsätzliche Vorteil von Gewebeklebern liegt in ihrer schnellen, einfachen und gewebeschonenden Applikation. Darüber hinaus ist keine Lokalanästhesie notwendig, und es lässt sich ein gutes **kosmetisches Narbenergebnis** ohne Nahtspuren erzielen.

Wundnaht

„Das essenzielle Element der Wundnaht ist nicht die Anzahl der Nahtreihen, sondern – neben der Adaptation der Wundränder – die **Gewebeperfusion** der Wundränder. Das ist gerade bei den weniger gut vaskularisierten Wundrändern von Bedeutung, die sehr ‚liebevoll‘ versorgt werden müssen" (J.R. Siewert, Chirurg [18]).

Nadel

Die Wahl der passenden Nadel ist für die optimale Wundversorgung entscheidend. Die Auswahl richtet sich nach der Art des zu versorgenden Gewebes. Nadelform (gerade, rund), -spitze (stumpf, spitz, verschiedene spezielle Schliffe) und -querschnitt stellen wichtige Charakteristika dar (◻ **Abb. 4**). Schneidende Nadeln werden im Bereich von widerstandsfähigem Gewebe benutzt, wie z. B. bei der Naht der Galea. Im Gegensatz dazu haben **stumpfe Nadeln** abgerundete Spitzen und werden v. a. im OP bei brüchigem, leicht zerreißbarem Gewebe verwendet.

> Schneidende Nadeln werden im Bereich von widerstandsfähigem Gewebe benutzt

Fadenmaterial

Zur Verfügung stehen mono- und polyfile Fäden, die sich durch ihren strukturellen Aufbau in ihren Eigenschaften grundlegend voneinander unterscheiden (◻ **Tab. 3**). Monofile Fäden (z. B. Prolene®) zeichnen sich durch eine glatte Oberfläche aus, die einen leichten Durchzug des Fadens durch die Wunde ermöglicht. Sie schonen das Gewebe, im Vergleich zu polyfilen Fäden sitzt der Knoten jedoch relativ schwach. **Polyfile Fäden** (z. B. Ethibond®) setzen sich aus mehreren Fäden zusammen und können durch ihre raue Oberfläche das Gewebe „sägen". Sie sind mit einer größeren Gewebeschädigung assoziiert, führen aber zu einem festeren Knotensitz.

> Die glatte Oberfläche monofiler Fäden ermöglicht den leichten Durchzug des Fadens durch die Wunde

Des Weiteren können Fäden aus resorbierbaren und nichtresorbierbaren Materialien bestehen. Nichtresorbierbare Fäden zeichnen sich durch mindestens über 60 Tagen anhaltende Zugfestigkeit aus. Aufgrund dieser Eigenschaft eignen sie sich v. a. für die Naht von oberflächlichen Wunden in Belastungszonen und von Sehnen, deren Heilungsprozess mehrere Monate beträgt. Der Einsatz von nichtresorbierbaren Fäden sollte bei tiefen Gewebeverletzungen mit guter Vaskularisation vermieden werden, da sie als Fremdkörper eine fibroblastische Proliferation auslösen können. In diesem Fall sollten **resorbierbare Fäden** bevorzugt werden, die sich durch ihre relativ geringe Gewebereaktivierung auszeichnen.

> Nichtresorbierbare Fäden zeichnen sich durch mindestens über 60 Tagen anhaltende Zugfestigkeit aus

Resorbierbare Fäden verlieren bereits vor Ablauf von 60 Tagen ihre Zugfestigkeit. Sie werden v. a. zum Wundverschluss von tief liegenden Strukturen wie Subdermis oder Faszien verwendet. Mono-

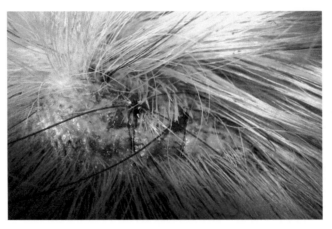

Abb. 5 ◄ Versorgung einer etwa 3 cm langen blutenden Kopfplatzwunde. Die blondierten Haare des Patienten wurden mit der Schere gekürzt. Der Nahtabstand beträgt etwa 10 mm, der Randabstand etwa 5 mm. Benutzt wurden monofile Polypropylenfäden mit jeweils 5 gegenläufigen Knoten

Monofile Poliglecaprone-Fäden eignen sich für intra- oder subkutane Nähte

file Poliglecaprone-Fäden (Monocryl®) haben ähnliche Eigenschaften wie nichtresorbierbare Fäden und eignen sich besonders für intra- oder subkutane Nähte. Aufgrund der schnellen Resorption sollten damit hauptsächlich sehr oberflächliche Wunden ohne Spannung versorgt werden. Für Wunden, die höherer Spannung ausgesetzt sind, werden polyfile langsamer resorbierbare Polyglactin-Fäden (Vicryl®) benutzt. Resorbierbare Fäden, die den antibakteriellen Wirkstoff **Triclosan** (Monocryl PLUS®, Vicryl PLUS®) freisetzen, werden v. a. im Bereich von kontaminierten Wunden verarbeitet. An Händen und Füssen sollten keine subkutanen Nähte mit resorbierbaren Fäden gelegt werden, da der Fadenabbau wegen des geringen Anteils an subkutanem Gewebe zu Reizungen und Verklebungen führt.

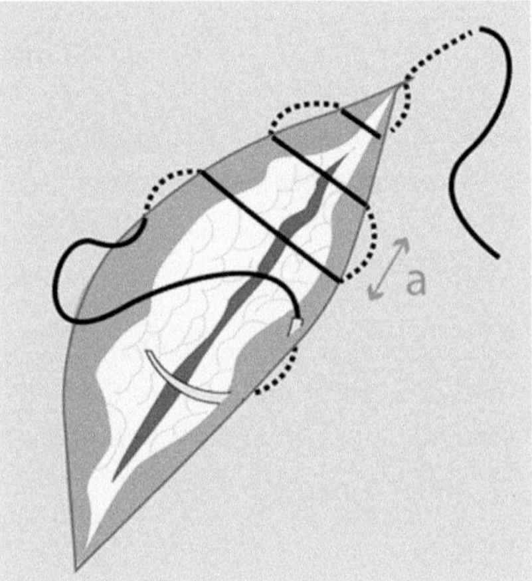

Der Fadendurchmesser wird in **„USP"-Stärke** angegeben, ausgehend von Stärke „5" als größter Durchmesser (0,7–0,8 mm) bis „10-0" als kleinster Durchmesser (0,02–0,03 mm). Je größer der Durchmesser des Nahtmaterials, desto größer ist die damit verbundene Ge-

Proportional zum Durchmesser des Nahtmaterials steigt das Ausmaß der Gewebereizung

Abb. 6 ▲ Technik der Intrakutannaht nach Chassaignac und Halsted. In Abhängigkeit von der Lokalisation der Wunde beträgt der Stichabstand a (◘ **Tab. 5**)

webereizung. Um bessere kosmetische Ergebnisse zu erzielen, sollten, wenn möglich, kleine Durchmesser bevorzugt werden (◘ **Tab. 4**). Diese weisen jedoch eine geringere Zugfestigkeit auf, eine Tatsache, die berücksichtigt werden muss.

Nahttechniken

Einzelknopfnaht

Der Verschluss von oberflächlichen Wunden erfolgt mithilfe der Einzelknopfnaht. Für die Naht werden nichtresorbierbare monofile Nylon-Polyamid- oder Polypropylenfäden verwendet. Die Nadel wird am hinteren Drittelpunkt in den Nadelhalter eingespannt und im rechten Winkel zum Gewebe eingestochen. Bei runden Nadeln ist stets die **Krümmung** auszunutzen und die Nadel entsprechend ihrer Krümmung mit einer demzufolge drehenden Bewegung (Pronation/Supination) im Handgelenk zu führen. Beim Ausstich greift man die Nadel mithilfe einer Pinzette und spannt sie schließlich wieder in den Nadelhalter ein. Wegen der potenziellen Beschädigung der Spitze oder des Schliffs werden Nadeln niemals direkt an der Spitze gefasst, da hierdurch das nachfolgend zu nähende Gewebe traumatisiert werden kann. Nadeln sollten ausschließlich mit Instrumenten und niemals mit den bloßen Fingern gefasst werden, auch aus Gründen des Eigenschutzes.

Die Nadel wird im rechten Winkel zum Gewebe eingestochen

Bei einer Kopfplatzwunde entspricht die Entfernung der Nadeleinstichstelle vom Wundrand der halben Wundtiefe und beträgt etwa 5 mm. Der Abstand von Naht zu Naht liegt bei etwa 10 mm (◘ **Abb. 5**). Je nach **Wundlokalisation** unterscheidet sich der Abstand zwischen den Einzelknopf-

Tab. 5 Abstand der Nadeleinstichstelle von Wundrand und Abstand zwischen den Einzelknopfnähten in Abhängigkeit von der Lokalisation der Wunde [10]

Wundlokalisation	Abstände	
	Von Nadeleinstichstelle zum Wundrand (½a)	Zwischen den Einzelknopfnähten (a; mm)
Behaarte Kopfhaut, Stamm, Extremitäten	5–7 mm	10–15
Gesicht, Hand	1–2 mm	2–4
Stirn, Fuß	2–3	4–6
Augenlid	0,5–1 mm	1–2

Tab. 6 Vorteile und Nachteile von Wundverschlussmaterialien [4]

Technik	Vorteile	Nachteile
Wundnaht	Sorgfältiger Wundverschluss, Zugelastizität, geringste Dehiszenzrate	Fadenzug (bei nichtresorbierbaren Fäden), Notwendigkeit einer Lokalanästhesie, Risiko von Nadelstichverletzungen, hoher Aufwand, Kosten
Klammernaht	Schnelle Anwendung, niedrige Kosten, niedriges Risiko von Nadelstichverletzung	Weniger sorgfältiger Wundverschluss, Interferenz mit bildgebenden Untersuchungsverfahren (CT, MRT)
Gewebekleber	Schnelle Anwendung, Patientenkomfort, niedrige Kosten, keine Notwendigkeit zur Entfernung, kein Risiko von Nadelstichverletzungen, mikrobakterielle Barriere, okklusiver Verband	Weniger Zugfestigkeit als 5-0-Fäden, Dehiszenz über Körperregionen in Belastungszonen sowie Spannungsarealen (Gelenke), Schwimm-/Badeverbot für den Patienten, von Haut des Arztes schlecht zu entfernen
Wundnahtstreifen	Schnelle Anwendung, Patientenkomfort, geringe Kosten, kein Risiko von Nadelstichverletzungen	Häufiges vorzeitiges Ablösen, weniger Zugelastizität als Fäden oder Gewebekleber, höchste Dehiszenzrate, nicht im Bereich von behaarten Körperpartien, dürfen nicht nass werden

nähten bzw. vom Wundrand. Der Abstand vom Wundrand (½a) sollte die Hälfte des Abstands zwischen den Nähten (a) betragen (◻ **Tab. 5**)

Die **Wundränder** werden spannungsfrei adaptiert. Bei Kopfplatzwunden wird die Knotenspannung bis zur Blutstillung erhöht. Einige Autoren empfehlen, die Naht einer blutenden Kopfplatzwunde mit polyfilen nichtresorbierbaren Fäden anzulegen, da hierdurch ein festerer Knotensitz möglich ist als bei anderem Nahtmaterial. Um ein Lockern der Knoten zu verhindern, sind mindestens 4 gegenläufige Knoten notwendig.

> **Bei Kopfplatzwunden wird die Knotenspannung bis zur Blutstillung erhöht**

Fortlaufende Intrakutannaht nach Chassaignac und Halsted

Die Intrakutannaht eignet sich insbesondere für nicht oder gering kontaminierte, gerade verlaufende Wunden, die geringer Spannung unterliegen. Die Haut wird lediglich am Anfang und am Ende der Wunde allschichtig durchstochen. Der erste Ausstich erfolgt am ipsilateralen Wundrand horizontal in der Dermis. Der zweite Einstich im Wundrand erfolgt gegenüber des ersten Ausstichs ebenfalls in der Dermis. Insgesamt verläuft die Stichführung der fortlaufenden Intrakutannaht innerhalb der Dermis. Lediglich der erste und der letzte Stich werden epi- bzw. subkutan angelegt (◻ **Abb. 6**).

Der **Stichabstand** entspricht in Abhängigkeit von der Lokalisation bzw. der Hautdicke dem jeweiligen Nahtabstand bei der Einzelknopfnaht. Der nächste Einstich wird im kontralateralen Wundrand, auf Höhe des ersten Ausstichs, vorgenommen. Die Nadel wechselt zwischen den jeweiligen Einstichen stets den Wundrand. Der letzte Einstich erfolgt im gegenüberliegenden Ende der Wunde. Die Nadel wird analog zum Einstich im Abstand von 1–2a in Verlängerung zur Wunde durch alle Schichten ausgestochen. Nun werden die beiden freien Fadenenden mithilfe eines Instrumentenknotens verbunden. Diese Form der Naht zeichnet sich durch ihre **Gewebeschonung** aus und erzielt ohne sichtbare Ein- und Ausstichkanäle seitlich der Wunde ein besonders gutes kosmetisches Ergebnis. Sie eignet sich jedoch nicht für Wunden, die stark unter Spannung stehen. Vor- und Nachteile der beschriebenen Arten des Wundverschlusses sind in ◻ **Tab. 6** zusammengefasst.

> **Die Haut wird lediglich am Anfang und am Ende der Wunde allschichtig durchstochen**

> **Die Nadel wechselt zwischen den jeweiligen Einstichen stets den Wundrand**

Behandlung von Kopfplatzwunden

Etwa jeder zehnte chirurgische Patient in der Notaufnahme wird mit einer Verletzung seiner mehr oder weniger behaarten Kopfhaut vorstellig. Die Technik des Wundverschlusses richtet sich danach, wie stark die Wunde blutet. Blutende Kopfplatzwunden werden unter Lokalanästhesie mit nichtresorbierbarem Faden genäht. Durch die Kompression des mit der Nadel gefassten Gewebes wird in den meisten Fällen eine suffiziente Blutstillung erreicht. Die Analgesie erfolgt durch eine **Infiltrationsanästhesie**, diese wird vor der ersten Inspektion der Wunde appliziert. Dieses Vorgehen bietet auch den Vorteil, dass die anschließende Wundreinigung nicht zu Schmerzempfindungen führen kann. Nur falls erforderlich, werden störende Haare mit Schere gekürzt.

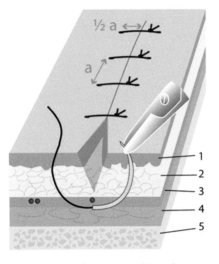

Abb. 7 ▲ Nahttechnik bei einer blutenden Kopfplatzwunde, zur Blutstillung wird die Galea aponeurotica mitgefasst. *1* Dermis, *2* subkutanes Fettgewebe, *3* Galea aponeurotica, *4* Bindegewebe, *5* Schädelkalotte mit Periost

Stark blutend

Eine Besonderheit im Rahmen der Versorgung einer stark blutenden Kopfplatzwunde stellen die Blutgefäße der behaarten Kopfhaut dar. Diese verlaufen im Bereich der Galea aponeurotica (**◘ Abb. 7**), werden durch diese teilweise aufgespannt und können sich somit nicht retrahieren, was die oft starke Blutung erklärt. Zur Blutstillung wird deshalb die Galea aponeurotica bei jedem Stich mitgefasst. Bei tiefen Kopfplatzwunden darf das Lokalanästhetikum nicht unter die Galea aponeurotica appliziert werden, weil sich diese ansonsten vom Schädelknochen abheben würde.

Gering blutend

Bei gering blutenden Verletzungen der behaarten Kopfhaut können alternative Verfahren eingesetzt werden. Applebaum aus der Bronx, New York, USA, beschrieb 1993 eine Serie von 30 Patienten, deren Kopfplatzwunden durch Verknotung von umliegenden Haaren mit anschließender Verklebung geschlossen wurde. Ong aus Singapur publizierte 2002 eine prospektive randomisierte Studie über eine neue, alternative Wundversorgung: „hair apposition technique" (HAT) – in bildhafter Anlehnung an den englischen Begriff „hat" für Hut. Im Vergleich zur herkömmlichen Wundversorgung stellt die „hair apposition technique" eine schnelle, schmerzlose und kostengünstige Methode dar, die darüber hinaus mit einer geringeren Komplikationsrate und einem guten ästhetischen Ergebnis einhergeht. Aus der Studie ausgeschlossen wurden Patienten mit stark blutenden oder kontaminierten Wunden. Voraussetzungen für die HAT-Methode sind:
- ausreichende Haardichte des Patienten,
- Haarlänge von mindestens 3 cm und
- Wundlänge von höchstens 10 cm.

Nach dem Spülen der Wunde mit Aqua dest. werden ohne Lokalanästhesie jeweils 4 bis 5 Haare beidseits mit 2 Pinzetten gegriffen und gegeneinander verdreht. Anschließend wird 1 Trpf. medizinischer Flüssighautkleber auf das Haarbündel appliziert. Die Patienten werden angehalten, sich ab dem zweiten Tag die Haare zu waschen. Eine Wiedervorstellung ist nicht notwendig, weil sich die Klebereste nach ungefähr 2 Wochen von selbst lösen.

Karaduman aus Izmir, Türkei, publizierte 2008 eine Modifikation der HAT-Methode (**modHAT-Methode**; [20]; **◘ Abb. 8**). Dieses Verfahren ist bereits ab einer Haarlänge von 1 cm anwendbar. Nach der Reinigung der Wunde mit 0,9 %iger Kochsalzlösung wurden beidseits 10 bis 15 Haare unter Zug mithilfe von Klemmchen oder Nadelhaltern gegriffen und gegeneinander verdreht. Die Fixierung der Haare erfolgte mit handelsüblichem Sekundenkleber (Pattex® KR210; Fa. Henkel, Düsseldorf), einem kurzkettigen Monomer aus Cyanoacrylat. Die Autoren wiesen ausdrücklich darauf hin, dass ein Kon-

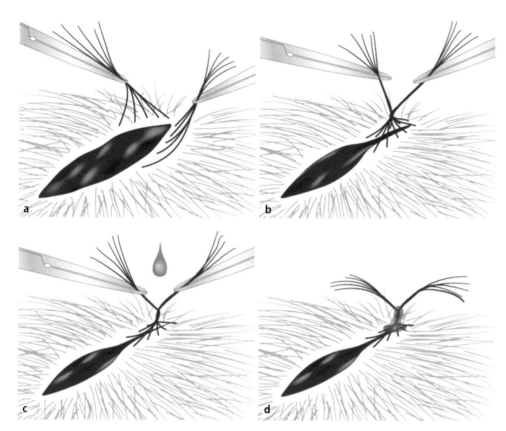

Abb. 8 ▲ Wundverschluss bei nichtblutender Kopfplatzwunde in der modHAT-Technik nach Karaduman [20]. An beiden Wundrändern werden 10 bis 15 Haare unter Zug mit Klemmchen oder Nadelhaltern gegriffen (**a**) und gegeneinander verdreht, bis die Wundränder adaptiert sind (**b**). Anschließend wird 1 Trpf. medizinischer Gewebekleber aufgebracht (**c**) und so der „Faden verknotet" (**d**)

takt zwischen Kleber und behaarter Kopfhaut aufgrund vermuteter Toxizität zu vermeiden ist. Von insgesamt 102 Fällen mit Kopfplatzwunde konnte bei 62 Patienten mit gering blutenden Kopfplatzwunden die modHAT-Methode angewendet werden. Ein wesentlicher Vorteil der modHAT gegenüber der Originalmethode bestand im Gebrauch von Klemmchen bzw. Nadelhaltern, wodurch die Wundränder besser als mit Pinzetten adaptiert werden konnten. Lediglich eine einzige Komplikation wurde beobachtet: ein ausbleibender Haarwuchs im ehemaligen Bereich der Wunde. Als Ursache wurde eine thermische Gewebeschädigung durch die Polymerisation des Sekundenklebers in der Wunde vermutet. Die Verwendung eines handelsüblichen Sekundenklebers anstelle eines medizinischen Flüssighautklebers ist wegen der derzeit nichtgeklärten rechtlichen Situation in Deutschland nicht zu empfehlen.

> **Beim Gebrauch von Klemmchen/ Nadelhaltern können die Wundränder besser als mit Pinzetten adaptiert werden**

Antimikrobielle Prophylaxe bei Hochrisikowunden

Die Mehrzahl von frischen Wunden zeigt einen unkomplizierten Heilungsverlauf. In einigen Fällen ist jedoch ein spezielles Vorgehen der Wundversorgung angezeigt, wie z. B. bei **immunsupprimierten Patienten**, Drogenabhängigen oder bei stark kontaminierten Wunden. Wunden an Extremitäten, komplexe Wunden und Wunden mit mehr als 3- bis 5-cm-Wundlänge gehen mit einem erhöhten Infektionsrisiko einher. Die prophylaktische Gabe eines Antibiotikums wird kontrovers diskutiert. Aktuell wird eine prophylaktische Antibiotikatherapie empfohlen bei:
- stark kontaminierten Wunden,
- Wunden bei offenen Frakturen oder erheblicher Gewebeschädigung und
- intraoralen Wunden.

> **Wunden mit mehr als 3- bis 5-cm-Wundlänge gehen mit einem erhöhten Infektionsrisiko einher**

Als wesentliche potenzielle Erreger gelten *Staphylococcus aureus*, β-hämolysierende Streptokokken und *Pseudomonas aeruginosa*. Letzterer kann insbesondere bei Verletzung im Bereich des Fußes, beim „sweaty tennis shoe syndrome" oder in Süßwasserseen inokuliert werden und ist inzwischen häufig ciprofloxacinresistent. In Bezug auf die Versorgung von Bisswunden wird auf die entsprechende aktuelle Literatur verwiesen [21].

Nachsorge

Je nach Art, Lokalisation, Versorgung der Wunde und Immunstatus des Patienten unterscheidet sich die Nachsorge individuell. Problematische Wunden mit Weichteilschaden oder Kontamination sollten am ersten Tag postoperativ begutachtet werden. Bei schmerzhaften Verletzungen ist auf eine adäquate **postoperative Analgesie** zu achten.

In Bezug auf den Kontakt mit Wasser nach Wundversorgung sollte berücksichtigt werden, dass die Wundränder unkomplizierter Wunden innerhalb von 24 h miteinander verklebt sind. Insofern ist ein kurzer Kontakt mit Wasser wie z. B. beim Duschen möglich, längerer Kontakt wie z. B. beim Baden sollte vermieden werden.

Der Patient muss über die Notwendigkeit und den Zeitpunkt der **Fadenentfernung** informiert werden (◘ **Tab. 7**). Die Entfernung des Nahtmaterials erfolgt entsprechend der Körperregionen zu unterschiedlichen Zeitpunkten.

Wundränder unkomplizierter Wunden sind innerhalb von 24 h miteinander verklebt

Tab. 7 Entfernung des Nahtmaterials in Abhängig von der Wundlokalisation [1]

Lokalisation	Tage
Kopf	10 bis 12
Gesicht	3 bis 5
Hals	2 bis 4
Obere Extremität	7 bis 10
Hand	10 bis 14
Brust	7 bis 10
Rücken	10 bis 14
Beine	8 bis 10
Fuß	10 bis 14
Sekundärer Wundverschluss	10 bis 14
Über Gelenken	10 bis 14

Fazit für die Praxis

- Für die Versorgung von frischen Wunden in Notaufnahmen stehen zahlreiche Techniken zur Verfügung; hierbei bedingt die Art der vorliegenden Wunde die Wahl der Technik maßgeblich.
- Vor einem sachgerechten Wundverschluss darf nur die umgebene intakte Haut, nicht die Wunde selbst desinfiziert werden.
- Störende Haare im Wundbereich können mit der Schere oder dem Clipper gekürzt werden; eine Rasur ist wegen der Verletzung der Haarfollikel und des damit verbundenen Infektionsrisikos nicht angezeigt.
- Das Lokalanästhetikum wird direkt durch die freiliegenden Wundränder injiziert.
- Nach Wundinspektion und -spülung mit 50 ml/cm-Wundlänge bei kleinen Wunden bzw. mindestens 200 ml bei größeren Wunden erfolgt die definitive Versorgung der Wunde. Bei stark verschmutztem und devitalisiertem Gewebe ist ein sorgfältiges Wund-Débridement unerlässlich.
- Die Möglichkeiten des definitiven Wundverschlusses und die dafür verwendeten Materialien sind vielfältig. Bei gering blutenden Verletzungen der behaarten Kopfhaut können alternative Verfahren der Wundversorgung wie das Verkleben von Haaren zum Einsatz kommen. Bei stark blutenden Kopfplatzwunden wird zur Blutstillung die Galea aponeurotica in die Naht einbezogen.
- Die Nachsorge variiert je nach Beschaffenheit der Wunde und Zustand des Patienten. Es ist es Aufgabe des Arztes, den Patienten über das weitere Vorgehen nach der Wundversorgung zu informieren.
- Forschung und Wissenschaft tragen dazu bei, die Techniken der Wundversorgung stetig weiter zu ergründen und alternative Arten des Wundverschlusses zu entwickeln. Auf diese Weise konnten in den letzten Jahrzehnten das Infektionsrisiko von Wunden gesenkt und die ästhetischen Ergebnisse deutlich verbessert werden. Mit Spannung ist zu erwarten, inwieweit zukünftige Erkenntnisse die teilweise historisch gewachsenen Konzepte in Notaufnahmen ablösen oder ergänzen werden.

Korrespondenzadresse

M.T. Zacher
Klinik und Poliklinik für Unfallchirurgie, Klinikum rechts der Isar
Technische Universität München, Ismaninger Str. 22, 81675 München
martina.zacher@tum.de

Danksagung. Wir danken Frau Hella Thun für die Erstellung der Abbildungen 1, 2, 6, 7 und 8 des Beitrags.

Einhaltung ethischer Richtlinien

Interessenkonflikt. M.T. Zacher, A.M. Högele, M. Hanschen, F. von Matthey, A.-K. Beer, F. Gebhardt, P. Biberthaler, K.-G. Kanzgeben an, dass kein Interessenkonflikt besteht.

Dieser Beitrag beinhaltet keine Studie an Menschen oder Tieren.

Literatur

1. Reichman EF (2013) Emergency medicine procedures, 2. Aufl. The McGraw-Hill Companies, New York
2. Ovington LG (2002) The evolution of wound management: ancient origins and advances of the past 20 years. Home Healthc Nurse 20(10):652–656
3. Jauch KW, Mutschler W, Hoffmann JN, Kanz KG (2013) Chirurgie Basisweiterbildung, 2. Aufl. Springer Verlag, Berlin
4. Tintinalli (2004) Tintinalli's emergency medicine: a comprehensive study guide, 7. Aufl. The McGraw-Hill Companies, New York
5. Friedrich PL. Die aseptische Versorgung frischer Wunden, unter Mittheilung von Thier-Versuchen über die Auskeimungszeit von Infectionserregern in frischen Wunden. Langenbecks Arch Chir 1898; 57: 288–310
6. Institut RK (2015) Tetanus. http://www.rki.de/DE/Content/Infekt/EpidBull/Merkblaetter/Ratgeber_Tetanus.html. [cited 24.07.2015]
7. Karow T (2015) Pharmakologie und Toxikologie. Thomas Karow Verlag
8. Seropian R, Reynolds BM (1971) Wound infections after preoperative depilatory versus razor preparation. Am J Surg 121(3):251–254
9. Singer AJ, Hollander JE, Quinn JV (1997) Evaluation and management of traumatic lacerations. N Engl J Med 337(16):1142–1148
10. Röher HD (1990) Breitner Chirurgische Operationslehre Band I. Urban and Fischer
11. van Meurs SJ, Gawlitta D, Heemstra KA, Poolman RW, Vogely HC, Kruyt MC (2014) Selection of an optimal antiseptic solution for intraoperative irrigation: an in vitro study. J Bone Joint Surg Am 96(4):285–291
12. Högele AM (2011) Fettgewebsnekrosen nach Wundspülung mit Octenisept®. Notfall Rettungsmed 14(7):567–570
13. Fernandez R, Griffiths R (2012) Water for wound cleansing. Cochrane Database Syst Rev 2:Cd003861
14. Barnes S, Spencer M, Graham D, Johnson HB (2014) Surgical wound irrigation: a call for evidence-based standardization of practice. Am J Infect Control 42(5):525–529
15. Hubner NO, Kramer A (2010) Review on the efficacy, safety and clinical applications of polihexanide, a modern wound antiseptic. Skin Pharmacol Physiol 23:17–27
16. Roth BAO, Wurmitzer F, Kramer A (2007) Surgical site infections after primary antiseptic cleansing of dirty-contaminated wounds by polihexanide, PVP iodine resp hydrogen peroxide. GMS Krankenhaushyg Interdiszip
17. Anglen JO (2005) Comparison of soap and antibiotic solutions for irrigation of lower-limb open fracture wounds. A prospective, randomized study. J Bone Joint Surg Am 87(7):1415–1422
18. Siewert JR (2008) [Short biography of Professor Martin Allgower: M.D. FACS (Hon), FRCS (Hon), ASA (Hon), 1917-2007]. Chirurg 79(4):368–374
19. Middelanis-Neumann I (2003) OP-Handbuch. Grundlagen, Instrumentarium, OP-Ablauf
20. Karaduman S, Yuruktumen A, Guryay SM, Bengi F, Fowler JR Jr (2009) Modified hair apposition technique as the primary closure method for scalp lacerations. Am J Emerg Med 27(9).1050 1055
21. Rothe K, Tsokos M, Handrick W (2015) Tier- und Menschenbissverletzungen. Dtsch Arztebl Int 112(25):433–443

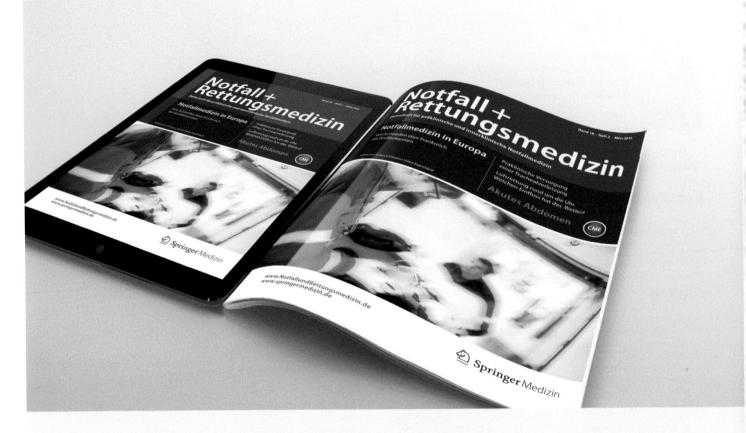

Printed in the United States
By Bookmasters